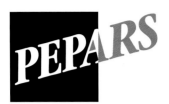 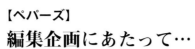 

編集企画にあたって…

　今回のテーマは「毛の美容外科」である．そもそも「毛」というものは体表にあり見た目に大きく関係するものであり美容医療の治療対象であることには異論はないと思われる．

　特に頭髪は自己表現の1つであり，薄毛や抜け毛に対する見た目の悩みは時に深刻になる．男性型脱毛症についてはこれまで多くの研究により原因や病態が解明されてきており，すぐれた内服薬や外用薬などの創薬も進んだ．また，植毛術の手技も確実に進歩してきている．2017年には7年ぶりに男性型脱毛症に関するガイドラインが改訂され，これまでの治療に加えてデュタステリドやLED，かつらの着用などについての評価が追加された．今回の特集でこれらのエッセンスをもう一度整理しておきたい．

　男性型脱毛症はおよそ3割の人がなると言われている．そのため決して珍しいことではないが，女性の脱毛症の頻度はそれより少ないと思われる．したがって，女性の薄毛は男性以上に悩みが大きい場合がある．ガイドラインでは女性の脱毛症についても追加されたが，治療は十分確立されていないことも明らかになった．診断も難しく治療法も限られているが知っておくべきポイントがある．

　頭髪以外では眉毛やひげへの関心も高く日常診療でも相談を受けることが増えた．毛包単位での採取や移植により，自然な再建も可能になっている．また，睫毛についても同様であるが，眼は顔全体の印象に大きくかかわっていることから二重などとともに日本人女性の関心は高い．これらについての治療の現状を確認しておきたい．

　また，アートメイクは毛髪の分野では有用なツールの1つと思われるが，まだ医療としての認知度は低いのではないかと思われる．

　今回は毛をテーマとして育毛と脱毛の両方を盛り込んだ．少し欲張りすぎたかもしれないが，毛の美容外科と銘打つからには脱毛ははずせない．

　全体を通して第一線の専門家にそれぞれの解説をお願いすることができた．読み応えのある内容になっていると思う．

　読者の皆様のこれからの診療，研究に少しでも参考になれば幸いである．最後に執筆してくださった先生方ならびに全日本病院出版会の皆様にはこの場をお借りして深く感謝申し上げます．

2019年7月

武田　啓

KEY WORDS INDEX

和文

―あ行―

アートメイク　52
有川式軟毛化術®　61
育毛　43
医療アートメイク　52
ウィッグ　18
永久脱毛　67

―か行―

ガイドライン　1
加齢　26
休止期脱毛症　26

―さ行―

再建　52
ジヒドロテストステロン　1
植毛　9
女性型脱毛症　26
診療ガイドライン　26
成長因子　18
絶縁針脱毛　67
絶縁針電気凝固法　67
疎毛化術　61

―た行―

脱毛レーザー　61
多波長レーザー　61
男性型脱毛症　1,9,18
蓄熱式　61
デュタステリド　1

―な行―

軟毛化術　61

―は行―

ひげ　34

ひげ植毛　34
ビマトプロスト　43
眉毛　34,52
眉毛植毛　34
貧毛　43
フィナステリド　1
福祉用具社会心理評価スケール
　　　　　　　　　　　　18
母斑脱毛　67

―ま行―

睫毛　43
睫毛エクステンション　43
ミノキシジル　1
毛包単位　9

―ら行―

レーザー脱毛後の多毛化と硬毛化
　　　　　　　　　　　　67

欧文

―A～C―

accumulate heating method　61
aging　26
androgenetic alopecia　1,9,18
Arikawa's soft haired technique®
　　　　　　　　　　　　61
beard　34
beard transplantation　34
bimatoprost　43
chronic telogen effluvium　26

―D・E―

dihydrotestosterone　1
dutasteride　1
eyebrow　34,52
eyebrow transplantation　34

eyelash extensions　43
eyelashs　43

―F・G―

female pattern hair loss　26
finasteride　1
follicular unit　9
follicular unit extraction/excision：FUE　9
follicular unit transplantation：FUT　9
forming soft-hair　61
forming sparse hair　61
growth factor　18
guideline　1,26

―H・I―

hair growth　43
hair removal laser　61
hair transplantation　9
hairy & hardening hair after laser hair removal　67
hypotrichosis　43
insulated needle epilation　67
insulation needle electrocoagulation method　67

―L・M―

light emitting diode：LED　18
medical micropigmentation　52
medical permanent makeup　52
micropigmentation　52
minoxidil　1
Multiple Laser Wavelengths　61

―N・P―

nevus epilation　67
permanent hair removal　67
permanent makeup　52
psychosocial impact of assistive device scale　18

―R～W―

reconstruction　52
Scalp micropigmentation：SMP　52
wig　18

WRITERS FILE

ライターズファイル（五十音順）

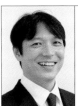

有川　公三
（ありかわ　こうぞう）

1992年	昭和大学卒業
1992年	昭和大学病院形成外科学教室入局
	同大学大学院入学
1996年	同大学大学院卒業
1996年	公立昭和病院形成外科
1997年	千葉県立こども病院形成外科
1998年	聖マリア病院形成外科
1999年	熊本機能病院形成外科，副部長
2001年	昭和大学病院形成外科，助手
2002年	今給黎総合病院形成外科，部長
2008年	有川スキンクリニック，副院長

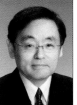

今川賢一郎
（いまがわ　けんいちろう）

1974年	慶應義塾大学卒業
1982年	慶應義塾大学医学部博士号授与
1985年	医療法人横美会ヨコ美クリニック，院長
1999年	日本毛髪外科学会，会長
2006年	アメリカ毛髪外科（ABHRS），認定医
2013年	国際毛髪外科学会（ISHRS），フェロー

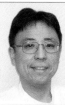

齊藤　典充
（さいとう　のりみつ）

1993年	北里大学卒業
	同大学病院皮膚科，研修医
1995年	同，病棟医
	横浜労災病院皮膚科
1998年	北里大学皮膚科，助手
	米国カリフォルニア大学サンディエゴ校留学
2000年	国立横浜病院皮膚科
2006年	北里大学皮膚科，講師
2011年	国立病院機構横浜医療センター皮膚科，部長
2014年	横浜労災病院皮膚科，部長

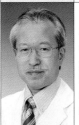

石川　修一
（いしかわ　しゅういち）

1980年	北里大学医学部卒業，同大学形成外科入局
1986年	形成外科学会認定（専門）医
1987年	北里大学医学部講師
1992年	横浜ベイクリニック開設
1999年	日本美容外科学会（JSAPS）専門医
2004年	日本医学脱毛学会認定専門医
2019年	リゼクリニック/北里大学医学部形成外科・美容外科，非常勤講師

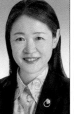

植木　理恵
（うえき　りえ）

1988年	順天堂大学卒業
	同大学皮膚科入局
1991～92年	Unit of Dermatology, RPMS, Hammersmith Hospital, London University, UK.(Research fellow)
1993年	順天堂大学皮膚科，助手
1996年	埼玉県越谷市立越谷市民病院皮膚科，医長
1998年	順天堂大学医学部皮膚科，助手
2002年	同，講師
2004年	同，助教授（順天堂東京江東高齢者医療センター）
2007年	同，先任准教授（順天堂東京江東高齢者医療センター）
2018年	同，教授（順天堂東京江東高齢者医療センター）

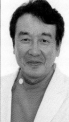

武田　啓
（たけだ　あきら）

1985年	産業医科大学卒業
	北里大学形成外科入局
1995年	同大学医学部形成外科学，講師
2000年	Brigham and Womens 病院留学
2002年	横浜市立港湾病院形成外科，医長
2005年	横須賀共済病院形成外科，部長
2009年	北里大学医学部形成外科学，准教授
2014年	同大学医学部形成外科・美容外科学，主任教授
2018年	同大学病院，副院長

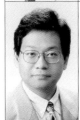

乾　重樹
（いぬい　しげき）

1991年	大阪大学卒業
	同大学皮膚科入局
1993年	大阪労災病院皮膚科，医員
1996年	米国ウイスコンシン大学総合ガンセンター，研究員
1997年	米国ロチェスター大学ジョージウィップル研究所，研究員
1999年	大阪大学皮膚科，医員
2000年	同，助手
2006年	同大学皮膚・毛髪再生医学講座，助教授
2007年	同，准教授
2016年	心斎橋いぬい皮フ科，院長
	大阪大学皮膚科，招聘教授
2018年	同大学皮膚・毛髪再生医学寄附講座，特任教授

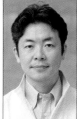

大木　健作
（おおき　けんさく）

2000年	横浜市立大学医学部卒業
2002年	同大学形成外科入局
2007年	東京医科歯科大学歯学部卒業
2014年	肌と歯のクリニック東京ベイ幕張開設

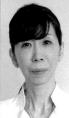

山下　理絵
（やました　りえ）

1985年	北里大学卒業
	同大学形成外科入局
1990年	同大学救急センター
1991年	同大学形成外科美容外科チーフ
1994年	湘南鎌倉総合病院形成外科・美容外科医長
2000年	同，部長
	北里大学，横浜市立大学，非常勤講師
2018年	湘南藤沢形成外科クリニックR，総院長

CONTENTS

毛の美容外科

編集／北里大学教授　武田　啓

I. 育　毛

男性型脱毛症：内科的治療 ……………………………………………………齊藤典充　**1**

男性型脱毛症は壮年期以降の男性に多く見られる．2017年に男性型および女性型
脱毛症診療ガイドラインが発表された．

男性型脱毛症：外科的治療 ……………………………………………………武田　啓　**9**

男性型脱毛症に対する自毛植毛術は安定した治療成績が得られる優れた方法であ
る．代表的な術式には切除した頭皮を毛包単位に切り分けて移植する follicular
unit transplantation（FUT）と，1 株ずつ採取し移植する follicular unit extrac-
tion／excision（FUE）の 2 つがある．これらの術式の利点や欠点を十分理解する
ことが重要である．

男性型脱毛症：その他の治療 LED とウィッグ……………………………乾　重樹　**18**

男性型脱毛症の新しい治療オプションとしての LED 照射および QOL 改善アイテ
ムとしてのウィッグの効用について解説する．特にこれらのエビデンスについて
詳しく述べる．

女性の脱毛症…………………………………………………………………植木理恵　**26**

びまん性脱毛症の原因の一つである女性型脱毛症の概念を理解し，鑑別診断を正
しく下したうえで，治療に臨んでいただきたい．

眉毛とひげの美容外科 ………………………………………………………今川賢一郎　**34**

植毛は頭髪以外の部位にも行われるが，そのほとんどは眉とひげに対してである．

睫毛の美容外科 ………………………………………………………………山下理絵ほか　**43**

睫毛は眼を大きく見せる重要なポイントである．睫毛育毛剤の効果および副作用
に関して説明した．

医療アートメイク……………………………………………………………大木健作　**52**

アートメイクは，人の皮膚に針を用いて色素を注入することにより，化粧をしな
くても，眉・アイライン・唇等の色合いを美しく見せようとする施術である．以
前はエステサロンなどを中心に行われてきたが，法的規制の強化が進み，医療
アートメイクとして，医療機関で行われるようになった．アートメイクの概要や
問題点，教育の現状，などについて解説する．

◆編集顧問／栗原邦弘　中島龍夫
　　　　　百束比古　光嶋　勲
◆編集主幹／上田晃一　大慈弥裕之　小川　令

【ペパーズ】
PEPARS No.151/2019.7◆目次

II. 脱　毛

蓄熱式脱毛レーザーでの軟毛化，疎毛化を利用した美容への応用………有川公三　　**61**

　　　単に「毛を抜く」レーザー脱毛術とは別に，「残し方」に着目した有川式軟毛化術®
　　　は，手間を減らしたい，ファッションとしてより美しく生え際を見せたい繊細な
　　　悩みを持つ方への新たな美容ニーズに対応する.

絶縁針脱毛（絶縁針電気凝固脱毛）………………………………………石川修一　　**67**

　　　絶縁針脱毛術（絶縁針電気凝固脱毛）は，最近では腋の汗腺を焼灼する方法のアポ
　　　クリン腺凝固法やエクリン腺凝固法，鼻や顔の皮脂腺を焼する皮脂腺凝固法など
　　　に広がりをみせている. 絶縁針脱毛術には治療できない毛や部位はなく，直接絶
　　　縁針で毛根のみを焼灼・凝固することで良好な結果が得られる.

ライターズファイル…………………………前付3
Key words index……………………………前付2
PEPARS　バックナンバー一覧……………80〜81
PEPARS　次号予告…………………………82

「PEPARS®」とは Perspective Essential Plastic
Aesthetic Reconstructive Surgery の頭文字よ
り構成される造語.

前付 5

グラフィック リンパ浮腫診断

新刊

―医療・看護の現場で役立つケーススタディ―

著者　前川二郎（横浜市立大学形成外科　主任教授）

リンパ浮腫治療の第一人者、前川二郎の長年の経験から、厳選された41症例の診断・治療の過程をSPECT-CTリンパシンチグラフィをはじめとする豊富な写真で辿りました。併せて患者さんの職業や既往など、診断や治療において気を付けなければならないポイントを掲載！
是非お手に取りください！

2019年4月発売　オールカラー　B5判　144頁　定価（本体価格6,800円＋税）

主な目次

Ⅰ　リンパ浮腫の診断
Ⅱ　リンパ浮腫の治療
Ⅲ　リンパ浮腫のケーススタディ

下肢、下腹部、陰部

続発性／婦人科がん（軽症例／中等症例／重症例／抗菌薬の長期投与例など11例）
続発性／直腸がん（1例）
続発性／前立腺がん（1例）
続発性／皮膚悪性腫瘍（象皮例など2例）
原発性／先天性（2例）
原発性／早発性（2例）
原発性／遅発性（中等症4例）

上肢

続発性／乳がん（中等症例／重症例／神経障害例／抗がん剤影響例など5例）
原発性／先天性（1例）
原発性／早発性（1例）
原発性／遅発性（中等症／アトピー性皮膚炎合併例など2例）

その他の浮腫・リンパ浮腫

続発性／特殊部位（上眼瞼）
混合型脈管形態異常（クリッペル・トレノニー・ウェーバー症候群など）
脂肪吸引経験例
トンプソン手術例
内分泌疾患による浮腫（バセドウ病）
静脈性浮腫
脂肪浮腫

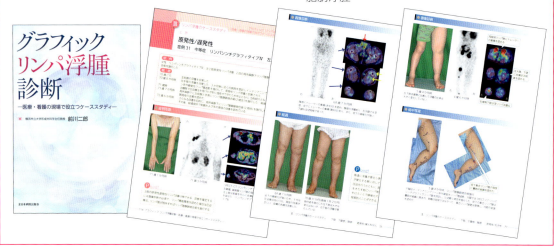

全日本病院出版会　〒113-0033　東京都文京区本郷3-16-4　Tel:03-5689-5989
www.zenniti.com　Fax:03-5689-8030

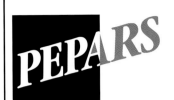

◆特集／毛の美容外科
Ⅰ．育　毛
男性型脱毛症：内科的治療

齊藤　典充*

Key Words：男性型脱毛症(androgenetic alopecia)，ジヒドロテストステロン(dihydrotestosterone)，ガイドライン(guideline)，フィナステリド(finasteride)，デュタステリド(dutasteride)，ミノキシジル(minoxidil)

Abstract　男性型脱毛症は，前頭部や頭頂部などの男性ホルモン感受性毛包の毛乳頭細胞に存在する男性ホルモン受容体にⅡ型5α-還元酵素によってテストステロンから変換されたジヒドロテストステロン(DHT)が結合した結果，軟毛化が生じ，前頭部髪際部が後退し，頭頂部の毛髪が薄くなってしまう状態のことを言う．日本人においては20歳代後半から30歳代で発症することが多く，40歳代で顕著となる．
　男性型脱毛症に有効な治療法はおよそ確立されてきたが，ここ数年で新しい治療手段も登場し，日本皮膚科学会から男性型および女性型脱毛症診療ガイドライン2017年版が発表された．この中では男性，女性の両者に対するミノキシジル外用と男性に対するフィナステリド内服は2010年版同様の高い推奨度が示され，男性に対するデュタステリド内服はフィナステリド内服と同じ推奨度となっている．
　ここ数年で新たな治療手段が登場しても，男性型脱毛症の病態に変わりはなく，根気よく治療を継続する必要がある．

はじめに

　男性型脱毛症とは，前頭部と頭頂部の毛髪が軟毛化し，最終的には前頭部髪際部が後退し，頭頂部の毛髪がなくなってしまう状態のことを言う．この病態としては，前頭部や頭頂部などの男性ホルモン感受性毛包の毛乳頭細胞に存在する男性ホルモン受容体にⅡ型5α-還元酵素によってテストステロンから変換されたジヒドロテストステロン(DHT)が結合した結果，軟毛化が生じることがわかっている．日本人においては20歳代後半から30歳代で発症することが多く，40歳代で顕著となる．25年前の本邦における男性型脱毛症の統計から，日本人男性においては年齢が増すにつれ発症頻度は増加し，全年齢を平均した発症頻度は約30％と報告されている．
　近年男性型脱毛症に有効な治療法が開発されてきたが，それでもなお科学的根拠のない治療法も数多くみられ，無効な治療法を漫然と続ける患者も少なくない．そこで日本皮膚科学会では2010年に男性型脱毛症診療ガイドライン(2010年版)を作成し発表した．このガイドラインのなかで科学的根拠に基づいた治療法が提示され，本邦における男性型脱毛症治療水準は向上したと考えられる．そしてその後新しい治療薬や治療手段が登場したこと，女性の男性型脱毛症に対する概念の変化があったことなどによりガイドラインの改訂に至り，男性型および女性型脱毛症診療ガイドライン2017年版が発表された．本稿ではガイドラインの中に示されている，内服療法，外用療法に着目して2010年版との違いを示しながら，各種治療の有効性について述べてみたいと思う．男性型脱毛症および女性型脱毛症は徐々に進行する脱毛である．治療も長期間に及ぶことが多いため，患者の治療へのモチベーションを上げつつ根気よく治療を継続する必要がある．

---

* Norimitsu SAITO, 〒222-0036　横浜市港北区小机町3211　横浜労災病院皮膚科，部長

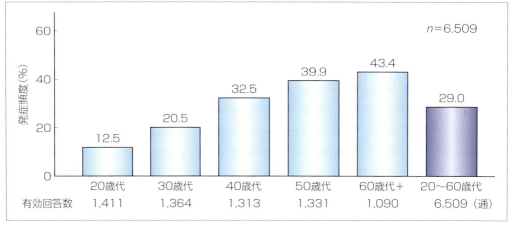

図1. 本邦における男性型脱毛症発症頻度(文献3より引用)

男性型脱毛症とは

1. 疾患概念・疫学

正常の頭髪は2～6年間の成長期, 2～3週間の退行期, 3～4か月間の成長期からなる毛周期の中で伸長, 脱落を繰り返している. 男性型脱毛症とは, この毛周期を繰り返していくうちに成長期が短縮し, 休止期にとどまる毛包が多くなること, 成長期の毛髪が次第に細く頼りなくなる状態である. 臨床的には前頭部と頭頂部の毛髪が軟毛化し, 最終的には前頭部髪際部が後退し, 頭頂部の毛髪がなくなってしまう[1].

日本人においては20歳代後半から30歳代で発症することが多く, 40歳代で顕著となる. 1981年の本邦における男性型脱毛症の統計から, 日本人男性においては年齢が増すにつれ発症頻度は増加し, 全年齢を平均した発症頻度は約30%と報告されている[2]. この発症頻度は現在もほぼ同程度であり, 20代で約10%, 30代で20%, 40代で30%, 50代以降で40数%と報告されている[3](図1).

2. 病態

前頭部や頭頂部などの男性ホルモン感受性毛包の毛乳頭細胞には男性ホルモン受容体が存在する. これらの毛乳頭細胞に運ばれた男性ホルモンのテストステロンは酵素であるⅡ型5α-還元酵素によってより活性の高いジヒドロテストステロン(DHT)に変換されて受容体に結合する. DHTの結合した男性ホルモン感受性毛包において受容体はTGF-βなどを誘導し毛母細胞の増殖が抑制され成長期が短縮すると言われている[4]. 一方, 髭にも男性ホルモン受容体が存在するが, こちらでは受容体にDHTが結合すると細胞成長因子などを誘導し成長期が延長する. このように前頭部, 頭頂部の毛包と髭とは正反対の反応が起こることは興味深い.

3. 遺伝学的背景

男性型脱毛症は以前から多因子性優性遺伝と言われてきたが, 最近の研究ではX染色体上の母親由来の男性ホルモンレセプター遺伝子のエクソン1に存在するCAGやGGC(N)リピートの長さが発症と相関すると報告されている[5]. また常染色体上の3q26や20p11にも疾患関連遺伝子も関連しているとの報告もある[6].

4. 臨床症状と分類

男性型脱毛症は前に述べた通り20～30歳代以降の男性の前頭部あるいは頭頂部およびその両部位の毛髪が徐々に軟毛化し最終的には脱落することによって生じる脱毛症で, 男性においてその臨床像は決まったものである(図2). その脱毛の形態から, 前頭部髪際部が後退するものをM型, 頭頂部が薄くなるものをO型と称することもある. 一方女性においては主に頭頂部の軟毛化が主体である(図3).

我が国では男性型脱毛症の分類として緒方の分類が使われてきた[7]. 欧米にはNorwoodの分類はあるが[8], 現在我が国ではNorwoodの分類に高島分類の頭頂部が薄くなるⅡ vertexを加えた分類が広く使用されている[2](図4). また女性における

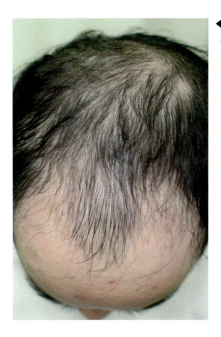

図 2.
男性型脱毛症

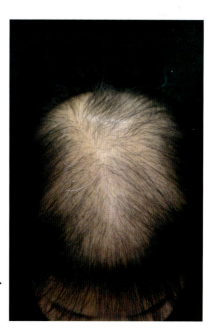

図 3.
女性における男性型脱毛症

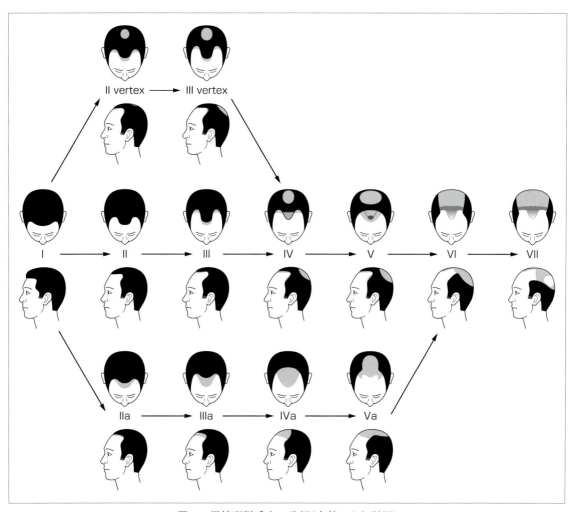

図 4. 男性型脱毛症の分類(文献 2 より引用)

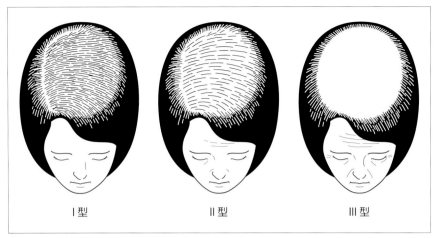

図 5. 女性の男性型脱毛症の分類（文献 9 より引用）

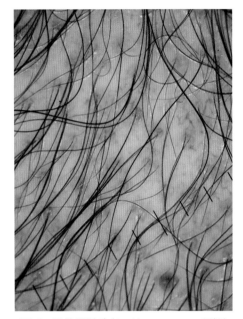

図 6. 男性型脱毛症のダーモスコープ所見

男性型脱毛症の分類は Ludwig 分類が用いられる[9]（図 5）．

5. 臨床検査所見

男性型脱毛症の診断に有用な血液検査はなく，血中の男性ホルモン値（テストステロン，ジヒドロテストステロンなど）は健常人と変わらない．

6. 病理組織所見

通常，男性型脱毛症の診断に病理組織検査は必要ない．ただし病理組織学的には成長期毛が減少し，休止期毛が増加し，ミニチュア化した毛包を有する軟毛が増える．組織中の毛包の密度は男性型脱毛症の晩期まで低下しない．健常人に比較して毛包周囲にリンパ球・組織球の浸潤や線維化が観察される[10]．

7. 診断のポイント

問診により家族歴，脱毛の経過などを聞き，臨床的に前頭部の生え際が後退し頭頂部の毛髪が細く短くなっていることを確認できれば診断は容易である．ダーモスコープの使用も診断の手助けとなる（図 6）．

8. 鑑別診断

男性型脱毛症の診断は徐々に進行することと，脱毛の形態が決まっているため比較的容易であるが，以下の疾患との鑑別が必要である．

円形脱毛症：ゆっくりと進行し頭部全体が疎になるタイプとは鑑別が必要である．男性型脱毛症は治療を受けなければ徐々に進行するが，円形脱毛症では脱毛部に毛孔がみられ，軟毛も硬毛に戻る．

特発性慢性休止期脱毛：女性に多い脱毛である．休止期に陥った硬毛が脱毛することにより被髪頭部全体の毛髪密度が減少する．軟毛化はみられず，M 型，O 型などの脱毛形態も示さない．

瘢痕性脱毛：毛孔性扁平苔癬やその亜型である frontal fibrosing alopecia では毛包が消失するので鑑別が必要になるが，毛孔性扁平苔癬は毛孔周囲に炎症があることが特徴である．

表 1. Clinical Question（CQ）のまとめ（文献 11 より引用）

No	Clinical Question	推奨度
CQ 1	フィナステリドの内服は有用か？	A（男性型脱毛症） D（女性型脱毛症）
CQ 2	デュタステリドの内服は有用か？	A（男性型脱毛症） D（女性型脱毛症）
CQ 3	ミノキシジルの外用は有用か？	A
CQ 4	植毛術は有用か？	自毛植毛術は B（男性型脱毛症） C1（女性型脱毛症） 人工毛植毛術は D
CQ 5	LED および低出力レーザー照射は有用か？	B
CQ 6	アデノシンの外用は有用か？	B（男性型脱毛症） C1（女性型脱毛症）
CQ 7	カルプロニウム塩化物の外用は有用か？	C1
CQ 8	t-フラバノンの外用は有用か？	C1
CQ 9	サイトプリンおよびペンタデカンの外用は有用か？	C1
CQ10	ケトコナゾールの外用は有用か？	C1
CQ11	かつらの着用は有用か？	C1
CQ12	ビマトプロストおよびラタノプロストの外用は有用か？	C2
CQ13	成長因子導入および細胞移植療法は有用か？	C2
CQ14	ミノキシジルの内服は有用か？	D

男性型および女性型脱毛症 診療ガイドライン（2017 年版）[11]

1．総　論

　男性型脱毛症は思春期以降に始まり徐々に進行する脱毛症であり，男性においては一種の生理的な現象とも考えられるが，外見上の印象が大きく変化するためその社会的影響は大きい．近年男性型脱毛症に有効な治療法が開発されてきたが，それでもなお科学的根拠のない治療法も数多くみられ，無効な治療法を漫然と続ける患者も少なくない．そこで日本皮膚科学会では2010年に男性型脱毛症診療ガイドライン（2010 年版）を作成し，科学的根拠に基づいた情報を選び出し，医師，患者双方にとって標準的治療法を提示することで，本邦における男性型診療水準を向上するという当初の目的は果たされたが，その後新しい治療薬や治療手段が登場したこと，女性の男性型脱毛症に対する概念の変化があったことからガイドラインが改訂され，男性型および女性型脱毛症診療ガイドライン 2017 年版が発表された．

　本稿ではその内容の要旨について解説したい．

　ガイドラインでは，我が国における男性型および女性型脱毛症の治療について Clinical Question（CQ）を設定し，それぞれの CQ に対する推奨度と推奨文を示した（表 1）．

2．エビデンス根拠のレベルと推奨度決定基準について

このガイドラインにおいては以下のエビデンス根拠のレベル分類と推奨度の分類基準を用いている．

＜エビデンスのレベル分類＞

Ⅰ．システマティック・レビュー/メタアナリシス

Ⅱ．1つ以上のランダム化比較試験

Ⅲ．非ランダム化比較試験

Ⅳ．分析疫学的研究（コホート研究や症例対照研究）

Ⅴ．記述研究（症例報告や症例集積研究）

Ⅵ．専門委員会や専門家個人の意見

＜推奨度の分類＞

A．行うよう強く勧める（少なくとも1つ以上の有効性を示すレベルⅠもしくは良質なレベルⅡのエビデンスがあること）

B．行うよう勧める（少なくとも1つ以上の有効性を示す質の劣るレベルⅡか良質のレベルⅢあるいは非常に良質のⅣのエビデンスがあること）

C1．行ってもよい（質の劣るⅢ～Ⅳ，良質な複数のⅤ，あるいは委員会が認めるⅥ）

C2．行わない方がよい（有効なエビデンスがない，あるいは無効であるエビデンスがある）

D．行うべきではない（無効あるいは有害であることを示す良質エビデンスがある）

ガイドラインの中で但し書きとして，本文中の推奨度が必ずしも上記の判断基準に一致しない場合がある．その理由としてこの分野では国際的にもエビデンスが不足している状況，日本の歴史的背景や特殊事情，さらにガイドラインの実用性を考慮して，委員会のコンセンサスに基づき推奨度を決定した項目があるからであるとの記載がある．

3．Clinical Question（CQ）と推奨度

CQ1　フィナステリド内服は有用か？

推奨度：　A（男性型脱毛症），D（女性型脱毛症）

推奨文：　男性型脱毛症にはフィナステリドの内服を行うよう強く勧める．一方女性型脱毛症には行うべきではない．

解　説：　フィナステリド内服については2010年版と評価は変わらない．男性に対しては1件のシステマティック・レビューと，多数の良質なランダム化比較試験がある．一方女性に対しては妊婦に投与するとDHTの低下により男児の生殖器官等の正常発育に影響を及ぼすおそれがあることが報告されている．したがってフィナステリド内服は男性症例に対する内服治療の第一選択薬として強く推奨する．他方女性症例に対して使用しないよう勧告すると記載されている．

CQ2　デュタステリド内服は有用か？

推奨度：　A（男性型脱毛症），D（女性型脱毛症）

推奨文：　男性型脱毛症にはデュタステリドの内服を行うよう強く勧める．一方女性型脱毛症には行うべきではない．

解　説：　今回新たにデュタステリド内服に関する記載が加わった．デュタステリドはテストステロンをより強力なジヒドロテストステロン（DHT）に変換する5α-還元酵素のⅠ型，Ⅱ型両者に対する阻害剤である．その評価はフィナステリドと同じである．男性に対しては良質ないくつかのランダム化比較試験があり，発毛効果に対して高い水準の根拠があるので，内服療法を行うよう強く勧める．一方女性に対しては臨床試験が実施されておらず，フィナステリドの評価も考えると，女性型脱毛症には内服療法を行うべきではないとされている．

CQ3　ミノキシジル外用は有用か？

推奨度：　A

推奨文：　ミノキシジル外用を行うよう強く勧める．（男性型脱毛症：5％ミノキシジル，女性型脱毛症：1％ミノキシジル）

解　説：　ミノキシジル外用については2010年版と評価は変わらない．男性，女性ともに多数の症例によるランダム化比較試験の報告があり，ミノキシジル外用に関しては良質な根拠がある．

CQ6　アデノシンの外用は有用か？

推奨度：　B（男性型脱毛症），C1（女性型脱毛症）

推奨文：　男性型脱毛症にはアデノシンの外用を行うよう勧める．女性型脱毛症には行ってもよい．

解　説：　2017年版では医薬部外品・化粧品の育毛剤外用に関する評価がそれぞれに対してCQを分けて評価され，中でも男性型脱毛症に対するアデノシンの評価が2010年版のC1からBに変わった．その根拠は男性では3件，女性では1件のランダム化比較試験が実施され，男性に対しては十分な有効性が示されたことによる．

CQ7　カルプロニウム塩化物の外用は有用か？

推奨度：　C1

推奨文：　カルプロニウム塩化物の外用を行ってもよい．

解　説：　まず2010年版で塩化カルプロニウムと表現されていたものがカルプロノニウム塩化物と変わっている．その評価に変更はない．ランダム化比較試験の報告はなく，4件の症例集積研究と1件の非ランダム化比較試験が実施されている．カルプロニウム塩化物外用での有益性は，現段階では十分に実証されていないが，生薬との合剤を含む我が国での膨大な診療実績も考慮し，外用療法の1つとして推奨するとしている．

CQ8　t-フラバノンの外用は有用か？

推奨度：　C1

推奨文：　行ってもよい．

解　説：　t-フラバノンの評価は2010年版と変わらない．発毛効果に関しては有効性を示すエビデンスの高い試験があるが数が少ない．しかし副作用が軽微な点も考慮し，外用療法の1つとして推奨する．ただし女性ではその有用性は不明であると記載されている．

CQ9　サイトプリンおよびペンタデカンの外用は有用か？

推奨度：　C1

推奨文：　サイトプリン・ペンタデカンの外用を行ってもよい．

解　説：　サイトプリン，ペンタデカンに対する

評価は2010年版と変わらない．サイトプリン，ペンタデカンに対する二重盲検試験が1報ずつある．このことからサイトプリン・ペンタデカンの発毛効果に関しては有効性を示す弱い根拠があるので，副作用が軽微な点も考慮し，外用療法を行ってもよいとされている．

CQ10　ケトコナゾールの外用は有用か？

推奨度：　C1

推奨文：　ケトコナゾールの外用を行ってもよい．

解　説：　ケトコナゾール外用に対する評価は2010年版と変わらない．ケトコナゾールローション外用の有用性に関して，1件の非ランダム化比較試験と2件の症例集積研究が実施されている．このことからケトコナゾール外用の発毛効果に関しては有効性を示す弱い根拠があるので，副作用が軽微な点も考慮し，外用療法を行ってもよいとされている．

なお2010年版でC2と評価されていたセファランチン外用については，セファランチン含有ローションが現在販売されていないことから2017年版では記載がなくなった．

CQ12　ビマトプロストおよびラタノプロスト外用は有用か？

推奨度：　C2

推奨文：　ビマトプロストおよびラタノプロストの外用を行わない方がよい．

解　説：　今回のガイドラインで新たに評価された成分である．本来，緑内障における眼圧降下目的で使用されてきたプロスタマイド $F_{2\alpha}$ 誘導体のビマトプロスト，類似のプロスタグランジン $F_{2\alpha}$ 誘導体であるラタノプロストはその睫毛発毛効果促進効果から，睫毛貧毛症薬として開発され，本邦ではビマトプロストが市販されているが，ラタノプロストは承認されていない．ビマトプロストが睫毛以外にも発毛促進効果を示す可能性は否定できないが，未だ臨床試験による検証は実施されていない．このことからビマトプロスト・ラタノ

プロスト外用の有用性は，現時点では十分に実証されているとは言い難いため，行わない方がよいとされている．

CQ14 ミノキシジル内服は有用か？

推奨度： D

推奨文： ミノキシジル内服を行うべきではない．

解　説： ミノキシジルは降圧剤として開発されたが本邦では認可されていない．また男性型脱毛症に対する治療薬として認可されている国はない．多毛症以外にも胸痛，心拍数増加，動悸，息切れ，呼吸困難，うっ血性心不全，むくみや体重増加など重大な心血管系障害を生じる可能性があり，ミノキシジル内服療法は，利益と危険性が十分に検証されていないため，治療として行わないよう強く勧められるとされている．

まとめ

男性型脱毛症は徐々に進行する脱毛である．治療は長期間に及ぶことが多いため，患者の治療へのモチベーションを上げつつ根気よく治療を継続する必要がある．

参考文献

1) Drake, L. A., et al.：Guidelines of care for androgenetic alopecia. J Am Acad Dermatol. **35**：465-469, 1996.
2) Takashima, I., et al.：Alopecia androgenetica. Its incidence in Japanese and associated condition. In：Orfanos, C. E., et al., ed. Hair Research：Status and Future Aspects. pp287-293, Springer Verlag, Berlin, 1981.
3) 板見　智：日本人成人男性における毛髪（男性型脱毛症）に関する意識調査．日本医事新報．**4209**：27-29，2004.
4) Itami, S., Inui, S.：The role of androgen in mesenchymal epithelial interaction in human hair follicle. J Invest Dermatol Symp Proc. **10**：209-211, 2005.
5) Sasaki, M., et al.：The polyglycine and polyglutamine repeats in the androgen receptor gene in Japanese and Caucasian populations. Biochem Biophys Res Commun. **312**：1244-1247, 2003.
6) Hillmer, A. M., et al.：Genome-wide scan and fine-mapping linkage study of androgenetic alopecia reveals a locus on chromosome 3q26. Am J Hum Genet. **82**：737-743, 2008.
7) 緒方知三郎：禿頭の成り立ちについて．研究のヒント覚書（5）．綜合臨牀．**2**：101-106，1953.
8) Norwood, O. T.：Male pattern baldness：Classification and incidence. South Med J. **68**：1359-1365, 1975.
9) Ludwig, E.：Classification of the type of androgenetic alopecia（common baldness）occurring in the female sex. Br J Dermatol. **97**：247-254, 1977.
10) Whiting, D.：Diagnosis and predictive value of horizontal sections of scalp biopsy specimens in male pattern androgenetic alopecia. J Am Acad Dermatol. **28**：755-763, 1993.
11) 眞鍋　求ほか：男性型および女性型脱毛症診療ガイドライン 2017 年版．日皮会誌．**127**：2763-2777，2017.

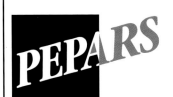

◆特集／毛の美容外科
I. 育 毛
男性型脱毛症：外科的治療

武田 啓*

Key Words：植毛(hair transplantation)，follicular unit transplantation；FUT, follicular unit extraction/excision；FUE, 男性型脱毛症(androgenetic alopecia), 毛包単位(follicular unit)

Abstract 男性型脱毛症に対する自毛植毛術は安定した治療成績が得られる優れた方法である．植毛のドナー採取には頭皮を帯状に切除する方法と移植株を1株ずつくり抜いて採取する方法の2つがある．前者は切除した頭皮を毛包単位に切り分けて移植する手技であり follicular unit transplantation(FUT)と言われる．FUT は標準的な手技であるが後頭部に線状の傷跡が残るという欠点がある．一方，移植株を1株ずつ採取し移植する手技は follicular unit extraction/excision(FUE)と呼ばれる．FUE は採取痕がほとんど目立たないという利点があるが，手技がやや煩雑である．世界的には現在，FUE の症例数が半数以上となり，FUT は4割程度である．FUE は今後も増加していくと思われるが，2つの術式の利点や欠点を十分理解することが重要であると思われる．

はじめに

男性型脱毛症に対する自毛植毛術は日本皮膚科学会のガイドライン[1]でも推奨度が高く，安定した治療成績が得られる方法である．主に見た目の改善を目的とし，美容外科手術のひとつと言ってもよい．手技は単純に思われることもあるが，多数の毛包をよい状態で移植し生着率を上げるためには愛護的操作はもちろん，迅速さや正確さが必要である．また，どの範囲にどのくらい移植するかといったデザインについても計画性が求められる．一連の手技のなかでは株分けや植え付けは熟練を要し，効率の観点から必要な人員も多くなる．したがって一般の美容外科手術と異なり術者と1人程度の助手で行うことはできないため，小範囲の植毛を除いて限られた施設で行われているのが現状であろう．自毛植毛の分類法はいくつか

表 1．植毛の4つのプロセス

1. Design	デザイン
2. Donor Harvesting	採取
3. Splitting	株分け
4. Transplantation	移植（植え付け）

あるが，ドナー採取の方法は頭皮を帯状に切除する方法と移植株を1株ずつくり抜いて採取する方法の2つに分かれる．前者は切除した頭皮を毛包単位(follicular unit)に切り分けて移植する手技であり follicular unit transplantation(FUT)と同義に扱われることが多い．FUT は技術的には比較的容易であるが後頭部に線状の傷跡が残るという欠点がある．一方，移植株を1株ずつ採取し移植する手技は follicular unit extraction/excision(FUE)と呼ばれる．FUE は採取痕がほとんど目立たないという利点があるが，手技がやや煩雑である．本稿ではこれらの代表的な植毛術について概説する．

---

* Akira TAKEDA, 〒252-0375 相模原市南区北里1-15-1 北里大学医学部形成外科・美容外科学，主任教授

表 2. 毛髪外科の歴史

- Scalp reduction
- Flap surgery
- Hair transplantation
  —Punch graft
  —Mini Graft/micro graft/single graft
  —Choi's implanter
- FUT ; Follicular Unit Transplantation
- FUE ; Follicular Unit Extraction (Excision)

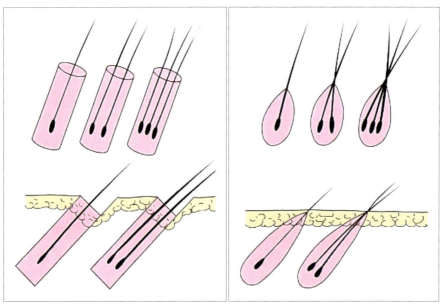

a．ミニ，マイクログラフト　　b．毛包単位移植

図 1.
(平山　峻：毛髪疾患の最新治療基礎と臨床(植毛)．金原出版，2004．より引用)

歴　史

　男性型脱毛症に対して，以前は脱毛部を切除し減量していく方法(scalp reduction)や皮弁(flap surgery)によって側頭部の皮膚を前頭部に移動するなどの方法も行われていた(表2)．現在ではこれらは全体の0.1～0.2%程度にとどまり，毛包単位の植毛術が主流となっている．1959年にOrentreichは，男性型脱毛症患者への植毛術を発表[2]したが，植毛自体は1939年の奥田の報告が始まりとされている[3]．80年代後半ころから移植片が徐々に小さくなり，Uebelらによるミニグラフトやマイクログラフトと呼ばれる数本の単位の移植[4]や毛包単位にまで切り分けて移植する方法が登場した[5]（図1）．このように移植片が小さくなったことで瘢痕が少なく生え際や毛流などの再現も可能となり自然な外観が得られるようになった．また，このことで頭髪のみならず眉毛，睫毛，髭などへの移植も可能になっている．現在の自毛植毛は優れた薄毛治療であるが，ドナー部から移植部への自己の毛包の移動である以上，数を増やすことはできないという限界がある．

植毛術の適応

　主たる対象は本稿で述べるように男性型脱毛症である．女性型脱毛症は脱毛の範囲が広くドナー部も疎毛になっていることが多いことから植毛の適応になることは少なく，ガイドラインでも推奨度はC1となっている．また，甲状腺機能低下症などの内分泌異常や膠原病などの全身疾患および

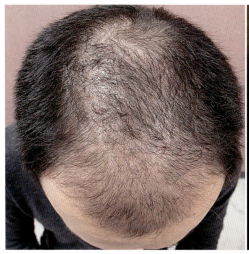
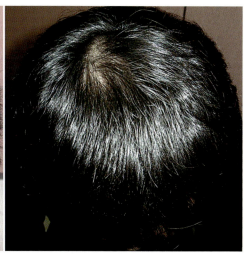

図 2.
フィナステリド内服による治療症例
 a：初診時
 b：5 年後

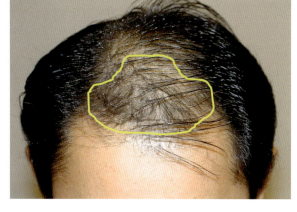

図 3.
デザイン
線内が基本的な移植予定部位

薬剤性の脱毛は適応にならない．円形脱毛症も適応ではないが，長期間状態に変化がなく他の治療によって改善がみられない場合には考慮される．

カウンセリング

家族歴を含む問診のあと脱毛症の鑑別を行う．男性型脱毛症では Norwood Hamilton 分類による進行度の判定を行う．次いでドナー部と移植部の頭皮の状態，頭髪の太さや色調密度を観察する．患者には内科的治療を先行することが望ましいこと(図 2)，1 回の手術で満足すべき効果が得られるとは限らないこと，採取可能な株数には限界があること，男性型脱毛症の進行を止めることはできないため術後も薬物治療を行うことが望ましいことなどを説明する．

デザイン

男性型脱毛症は進行するため移植時だけでなく，進行した場合にもできるだけ自然になるようにデザインすることが重要となる．また，日本人男性の頭髪はおよそ 10 万本とされており，約 100 本/cm^2 の密度と考えられている．この場合，生え際から頭頂部の面積を 150 cm^2 ほどとするとこの密度を再現するためには 1 万 5 千本の移植毛が必要になる．しかし，実際にはドナーは限られているため数的に無理がある．植毛の目安として 1 回約 2,000 本，3 回くらいが限度であると言われる．2 回目以降は 1,500 本程度が多くなることから，全体を最大でも約 5,000～6,000 本程度でまかなわなければならないことになる．少ない本数で効果を出すためには，前頭部と生え際中心に移植すること，また生え際を下げすぎないことや M 字の部分を残すことなどのデザインの工夫が必要である(図 3)．

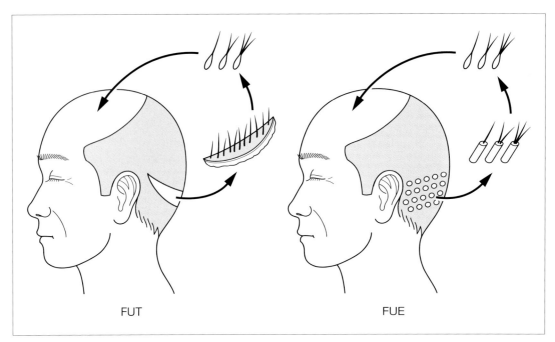

図 4.

術式の選択

FUT はあらゆる症例に対応でき，採取可能な株数が多いことや毛根切断率が低いこと，発毛率も高く安定した結果が得られることなどが長所とされている．一方，切るという手術のイメージが強いことから敬遠されやすい欠点がある．一方，FUE[6]は線状瘢痕を残さないことが最大の利点であるが FUT より採取可能な株数が少ないこと，毛根切断による移植毛の喪失のリスクがやや大きいこと，手技がやや煩雑となることなどが欠点である．短髪を好む男性や頭皮の伸展度が低い患者の場合は FUE がよい適応である．両術式の特長を理解し適応を判断することが望ましい．

株の採取（図4）

局所麻酔下で行う．局所麻酔は10万倍エピネフリン添加1%キシロカインを使用することが多い．

1．FUT による株の採取

左右の耳介上端を結んだ線より2 cm 上方から下方6 cm くらいまでの将来脱毛の可能性の少ない後頭部から採取する．帯状に採取する幅と長さをデザインする．通常切除幅は1.0 cm ほどだが，後頭部正中では症例によって1.5〜2 cm くらいまでは採取可能である．この場合，なるべく横の長さを取って切除幅を狭くし，縫合時の創縁の緊張を減らした方が瘢痕は目立ちにくい．デザインに沿って15番メスで切開を加え，鉤で牽引しながら毛根を傷めないようにメスの角度に注意しながら少しずつ切離していく．採取部の閉創は3-0 PDS Ⅱなどで2 cm 間隔程度の真皮縫合を行い，表層は3-0〜4-0 ナイロン糸で連続縫合することが多い（図5）．切除された頭皮は拡大鏡下で10番または15番のメス刃で1〜2列の毛包を含む帯に切り分ける．さらにそれらを毛包単位に株分けし（図6），4℃の生理食塩水に保存しておく．HypoThermosol™などの組織保存液を使用する場合もある．

2．FUE による株の採取

移植株を1株1株くり抜いて採取する．移植毛を採取するのはブラインドテクニックとなり技術を要する．採取する範囲は数mm の長さで剃髪する必要がある．FUT と異なりドナー部が疎毛になるため毛包密度の約1/4以内の採取にとどめるようにする．多くの株を採取するため上方など安

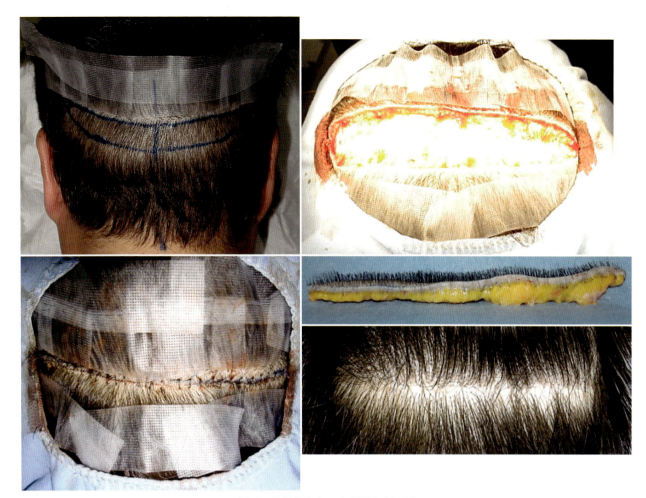

図 5. 後頭部からの皮膚採取（FUT）

全なドナー部を越えて採取するとのちに問題となることがある．採取方法は手動のパンチ，電動パンチ器具およびロボット（ARTASシステム）がある．パンチの形状により鋭的，鈍的および両者の併用タイプに分類されるが，一般に0.9～1 mmほどの径を用いる．パンチと毛幹の位置を合わせることや皮下の毛幹の角度に合わせて刺入することなどが重要になるが，皮毛角と皮下の角度は必ずしも一致しないため注意が必要である．日本人の頭髪はやや太く，毛乳頭も深いため刺入はやや深めにする．

移植（植え付け）（図 7）

眼窩上神経や滑車上神経のブロックと必要に応じて局所麻酔を行う．頭皮にパンチによる小孔や

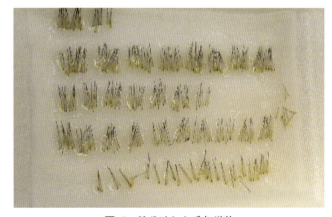

図 6. 株分けした毛包単位

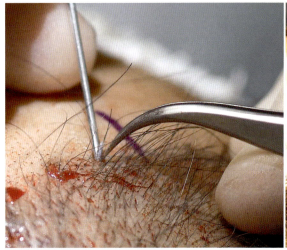
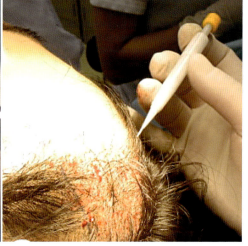

図 7. 移植

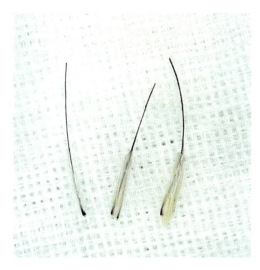

図 8.
1本毛, 2本毛, 3本毛

注射針やブレードによってスリットをあけてから鑷子で株を挿入する方法とあらかじめ植毛針に株を装着して直接移植する方法がある. 前者にはすべての穴あけ作業を行ってから一斉に植え付ける場合と1つ1つの穴あけ作業と植え付け作業を同時に行う場合がある. スリット作成では1本毛, 2本毛など太さに応じて注射針やブレードを選択する. 生え際は1本毛を用い奥に行くにしたがって2本毛や3本毛(図8)を用いるようにすると自然である. 刺入角度や方向は部位によって変えられるが, 患者のもともとの毛流や皮毛角を観察してできるだけ合わせるようにする. 一般には生え際で45°くらいを目安とする.

術後処置

手術当日のみドナー部・植毛部ともにガーゼをあて包帯で保護している. 包帯は就寝中に取れやすいので耳の後ろの部分に伸縮テープで固定する. 翌日には包帯をはずず, 洗髪は48〜72時間後から許可する. FUTでは7〜14日後にドナーの抜糸を行う. 移植毛は一般にいったん脱落し3〜6か月程度で生えてくる. 移植による効果はおよそ1年半後に最大となると言われている(図9, 図10).

最後に

世界的には現在, 術式でFUEの症例数が半数以上となり, FUTは4割ほどにとどまっている.

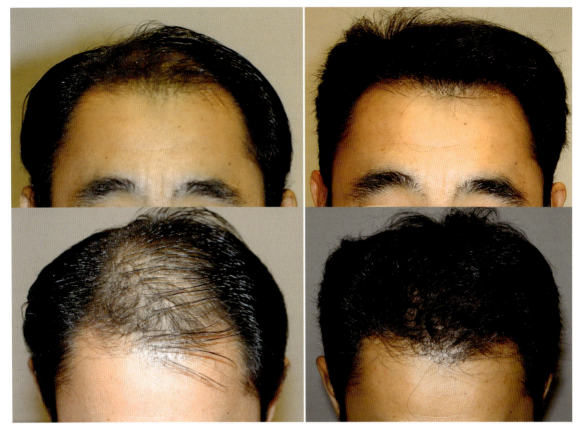

a．術前　　　　　　　　　　　　　　b．移植後約2年

図 9. 約 2,000 本移植

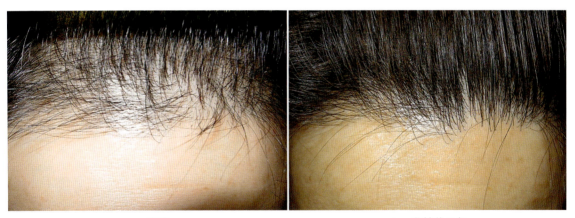

a．術前　　　　　　　　　　　　　　b．移植後2年

図 10. 生え際の植毛

生え際は1本毛，奥に向かって2本毛，3本毛を移植して，毛流を再現する．

FUE は今後も増加していくと思われるが，2 つの術式の利点や欠点を十分理解し，それぞれの欠点を補いあうように適応を考慮して行くことが重要であると思われる．

参考文献

1) 眞鍋　求ほか：男性型および女性型脱毛症診療ガイドライン 2017 年版．日皮会誌．**127**(13)：2763-2777，2017．

2) Orentreich, N.：Autografts in alopecias and other selected dermatological conditions. Ann N Y Acad Sci. **83**：463-479, 1959.

3) 奥田庄二：生毛植毛に関する臨床的並びに実験的研究．日本皮膚科泌尿器雑誌．**46**：537-587，1939．

4) Uebel, C. O.：Micrografts and minigraftg. A new approach to baldness surgery. Ann Plast Surg. **27**：476-482, 1991.

5) Llmmer, B.：Elliptical donor stereoscopically assisted micrografting as an approach to further refinement in hair transplantation. J Dermatol Surg. Oncol. **20**：789-793, 1994.

6) Rassman, W. R., et a1.：Follicular unit extraction：minimally invasive surgery for hair transplantation. Dermatol Surg. **28**：720-728, 2002.

Monthly Book Derma. 創刊20周年記念書籍

そこが知りたい 達人が伝授する
日常皮膚診療の極意と裏ワザ

■編集企画：宮地 良樹
（滋賀県立成人病センター病院長/京都大学名誉教授）
B5判　オールカラー　2016年5月発行
定価（本体価格 12,000円＋税）　380ページ
ISBN：978-4-86519-218-6 C3047

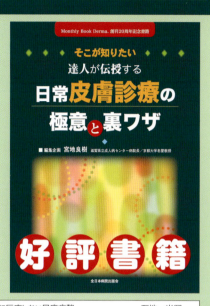

おかげをもちまして創刊20周年！
"そこが知りたい"を詰め込んだ充実の一書です!!

新薬の使い方や診断ツールの使いこなし方を分かりやすく解説し，日常手を焼く疾患の治療法の極意を各領域のエキスパートが詳説．「押さえておきたいポイント」を各項目ごとにまとめ，大ボリュームながらもすぐに目を通せる，診療室にぜひ置いておきたい一書です．

好評書籍

目次

I．話題の新薬をどう使いこなす？
1. BPO製剤　吉田　亜希ほか
2. クレナフィン®　渡辺　晋一
3. ドボベット　安部　正敏
4. 抗PD-1抗体　中村　泰大ほか
5. スミスリン®ローション　石井　則久
6. グラッシュビスタ®　古山　登隆

II．新しい診断ツールをどう生かす？
1. ダーモスコピー
 a）掌蹠の色素性病変診断アルゴリズム　皆川　茜ほか
 b）脂漏性角化症，基底細胞癌の診断ツールとして　貞安　杏奈ほか
 c）疥癬虫を見つける　和田　康夫
 d）トリコスコピーで脱毛疾患を鑑別する　乾　重樹
2. Ready-to-useのパッチテストパネル活用法　伊藤　明子

III．最新の治療活用法は？
1. ターゲット型エキシマライトによる治療　森田　明理
2. 顆粒球吸着療法　金蔵　拓郎
3. 大量γグロブリン療法
 —天疱瘡に対する最新の治療活用法は？　青山　裕美
4. 新しい乾癬生物学的製剤　大槻マミ太郎

IV．ありふれた皮膚疾患診療の極意
1. 浸軟した趾間白癬の治療のコツ　常深祐一郎
2. 真菌が見つからない足白癬診断の裏ワザ　常深祐一郎
3. 特発性蕁麻疹治療—増量の裏ワザ　谷崎　英昭
4. 蕁麻疹寛解後いつまで抗ヒスタミン薬を内服すべきか　田中　暁生
5. アトピー性皮膚炎のプロアクティブ療法　中原　剛士
6. 母親の心を動かすアトピー性皮膚炎治療　加藤　則人
7. 帯状疱疹関連痛治療のコツ　渡辺　大輔
8. 爪扁平苔癬と爪乾癬の鑑別　遠藤　幸紀

V．新しい皮膚疾患の診療
1. ロドデノール誘発性脱色素斑　鈴木加余子ほか
2. 分子標的薬による手足症候群　松村　由美
3. イミキモドの日光角化症フィールド療法　出月　健夫
4. 日本紅斑熱と牛肉アレルギーの接点　千貫　祐子ほか

VI．手こずる皮膚疾患の治療法～いまホットなトピックは？
1. 病状が固定した尋常性白斑　谷岡　未樹
2. 多発する伝染性軟属腫　馬場　直子
3. 急速に進行する円形脱毛症　大日　輝記

4. 凍結療法に反応しない足底疣贅　石地　尚興
5. 尋常性痤瘡のアドヒアランス向上法　島田　辰彦
6. テトラサイクリンに反応しない酒皶　大森　遼子ほか
7. メスを使わない陥入爪・巻き爪の治療法　原田　和俊
8. 掌蹠多汗症は治せる　横関　博雄
9. 痛みと抗菌を考えた皮膚潰瘍のドレッシング材活用法　門野　岳史ほか
10. 伝染性膿痂疹—耐性菌を考えた外用薬選択法　白濱　茂穂
11. IgA血管炎（Henoch-Schönlein）
 —紫斑以外に症状のないときの治療法は？　川上　民裕
12. 糖尿病患者の胼胝・鶏眼治療は？　中西　健史

VII．変容しつつある治療の「常識」
1. 褥瘡患者の体位変換は考えもの？　磯貝　善蔵
2. アトピー患者は汗をかいたほうがいい？　室田　浩之
3. スキンケアで食物アレルギーが防げる？　猪又　直子
4. フィラグリンを増やせばアトピーがよくなる？　大塚　篤司
5. 保湿剤で痒疹が改善する？　宇都宮綾乃ほか
6. 肝斑にレーザーは禁物？　葛西健一郎
7. 小児剣創状強皮症にシクロスポリンが効く？　天日　桃子ほか
8. 下腿潰瘍の治療は外用より弾性ストッキングのほうが重要？　藤澤　章弘
9. 皮膚科医に診断できる関節症性乾癬とは？　山本　俊幸
10. 一次刺激性接触皮膚炎の本態は？　川村　龍吉
11. 長島型掌蹠角化症は意外に多い？　椛島　健治
12. 菌状息肉症はアグレッシブに治療しないほうがいい？　菅谷　誠
13. 脂腺母斑に発生する腫瘍は基底細胞癌ではない？　竹之内辰也
14. 扁平母斑とカフェオレ斑—日本と海外の認識の違いは？　伊東　慶悟
15. 帯状疱疹で眼合併症の有無を予見するには？　浅田　秀夫

TOPICS
1. 乳児血管腫に対するプロプラノロール内服治療　倉持　朗
2. 乾癬治療薬として公知申請に向け動き出したメトトレキサート　五十嵐敦之
3. 帯状疱疹ワクチン開発の現況　渡辺　大輔
4. 日本人の肌の色を決定する遺伝子は？　阿部　優子ほか
5. IgG4関連疾患　多田　弥生ほか
6. ジェネリック外用薬の問題点　大谷　道輝
7. 好酸球性膿疱性毛包炎—日本の現状は？　野村　尚史
8. 足底メラノーマは汗腺由来？　岡本奈都子
9. がん性皮膚潰瘍臭改善薬—メトロニダゾールゲル　渡部　一宏

（株）全日本病院出版会

〒113-0033　東京都文京区本郷 3-16-4
TEL：03-5689-5989　FAX：03-5689-8030
www.zenniti.com

◆特集/毛の美容外科

Ⅰ.育毛
男性型脱毛症：その他の治療
LEDとウィッグ

乾　重樹*

Key Words：light emitting diode；LED，男性型脱毛症（androgenetic alopecia），ウィッグ（wig），成長因子（growth factor），福祉用具社会心理評価スケール（psychosocial impact of assistive device scale）

Abstract　筆者らは赤色 light emitting diode（LED）が毛成長を促進するかどうかについてマウス背部毛を用いて検索した結果，赤色LEDがマウス毛成長を促進することを示した．臨床的には，低出力レーザー/赤色LED照射療法について5件のランダム化比較試験（RCT）が報告されている．他方，筆者らは脱毛症患者におけるウィッグのQOLへの影響を検討するため，福祉用具の心理的効果を評価する福祉用具社会心理評価スケール（PIADS）を用いた．ウィッグを使用している男性型脱毛症の男性患者において，PIADS平均はベースラインである0に比べて有意に増加しており（p<0.001，マンホイットニーU検定），心理的QOLがウィッグによって改善することが証明された．QOLの改善は効力感，積極的適応性，自尊感の3因子においても示された．

男性型脱毛症に対するLED
（light emitting diode）療法

1．LEDとは

　LEDは陽性電荷に相当する正孔が多いP型半導体と陰性電荷をもつ電子が多いN型半導体が接合されたLEDチップを基本構造としている（図1）．LEDチップに電圧がかかるとP型半導体では順方向に正孔が移動し，N型半導体では逆方向に電子が流れる．その結果，両半導体の境界部で正孔と電子が衝突し，エネルギーが放出される．このエネルギーが光エネルギーに変換され，LED光となる．LEDチップを構成する化合物を種々変化させることで多様な色の光を作り出す．皮膚科分野へのLEDの応用はこれまでに創傷治癒，酒皶，IPLやCO_2レーザー後の炎症反応，皮膚老化，痤瘡，瘢痕，日焼け予防，炎症後色素沈着などへの効果の報告がある[1]．

2．赤色LEDのマウスの毛成長への影響

　低出力レーザーが毛成長を促進する[2)3)]ことは従来から知られていたが，性状のよく似たLEDも同様に毛成長への効果を持つ可能性が示唆される．光の波長が長いほど深く皮膚へ透過するので[1]，毛成長に重要な働きをしている毛乳頭へ到達させるためには赤色LEDが最も適している．そこで筆者らは赤色LEDが毛成長を促進するかどうかについてマウス背部毛を用いて検索した[4]．使用したLED光源は波長が638 nm，半値幅3 nmで，照射量は *in vivo* では1.0 J/cm^2，*in vitro* では1.5 J/cm^2とした．まず7週齢の雌BL-6マウスの背部を剃毛し，次の日（day 1）に赤色LED 1.0 J/cm^2の照射を開始，以降週に3回照射を続けた．Day 1，11，18，22，27に写真を撮影し（図2），毛成長面積を計算した．その結果，day 18，22において統計学的に有意にコントロール群に比べてLED照射群において毛成長面積は増加した（図3）．この結果から，赤色LEDがマウス毛成長を促進することが示された．さらに赤色LED

---

* Shigeki INUI，〒565-0871　吹田市山田丘2-2　大阪大学大学院医学系研究科皮膚・毛髪再生医学寄附講座，特任教授/心斎橋いぬい皮フ科，院長

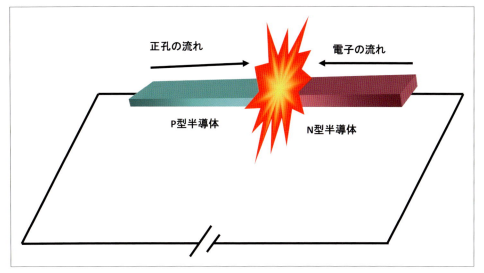

図 1. Light emitting diode(LED)の発光原理
LED チップに電圧がかかると P 型半導体では順方向に正孔が移動し，N 型半導体では電子が逆方向に流れ，境界部で正孔と電子が衝突し再結合する．この時，エネルギーが放出され，光エネルギーに変換される．

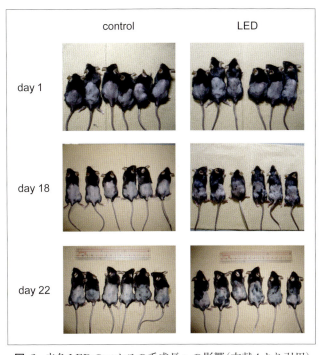

図 2. 赤色 LED のマウスの毛成長への影響（文献 4 より引用）
7 週齢の雌 BL-6 マウスの背部を剃毛し，次の日(day 1)に赤色 LED 1.0 J/cm² の照射を始め，週に 3 回照射を続けた．コントロール群には LED 照射以外は麻酔など毎回同じ処置を加えた．day 1，11，18，22，27 に写真を撮影した．

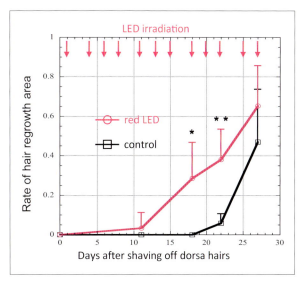

図 3. 赤色 LED のマウスの硬毛面積への影響（文献 4 より引用）
図 2 で撮影した写真から毛成長面積の割合を計算した．LED 照射群で day 18，22 において有意に毛成長が促進されていた．

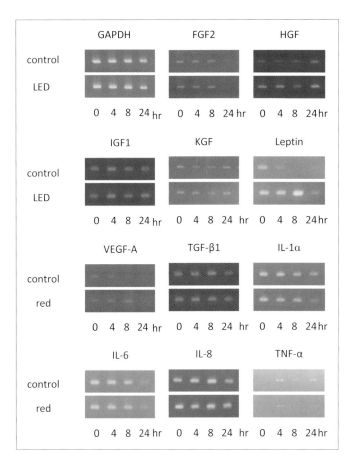

図 4.
赤色 LED によって毛乳頭細胞から誘導される
因子：半定量的 RT-PCR
（文献 4 より引用）

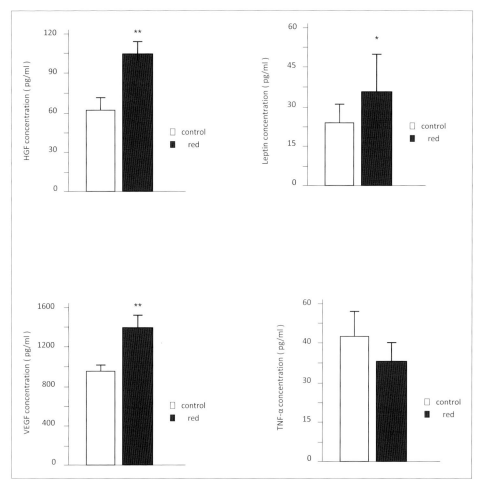

図 5.
赤色 LED によって毛乳
頭細胞から誘導される因
子：ELISA
（文献 4 より引用）

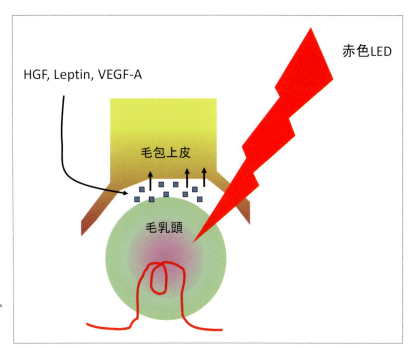

図 6.
赤色 LED によって毛乳頭細胞から誘導される因子

表 1. 低出力レーザー/赤色 LED 照射療法についてのランダム化比較試験

報告者 (年)	被験者 疾患	照射機器	照射回数	毛髪数変化/cm² (照射 vs シャム)	出典
Jimenez ほか (2014)	225 名 AGA, FPHL	7, 9 レーザービーム 655 nm 12 レーザービーム (6-635 nm, 6-655 nm)	週 3 回, 26 週 7 レーザービーム：15 分 9 レーザービーム：11 分 12 レーザービーム：8 分	AGA, 7 ビーム：18.4 vs 1.6 AGA, 9 ビーム：20.9 vs 9.4 AGA, 12 ビーム：25.7 vs 9.4 FPHL, 9 ビーム：20.2 vs 2.8 FPHL, 12 ビーム：20.6 vs 3.0	Am J Clin Dermatol
Leavitt ほか (2009)	112 名 AGA	9 レーザービーム 655 nm	週 3 回, 15 分, 26 週	19.8 vs -7.6	Clin Drug Invetig
Kim ほか (2013)	29 名 AGA	27 レーザービーム 650 nm, 4 mW 24 LED 630 nm, 3.5 mW 18 LED 660 nm, 2.5 mW	毎日, 18 分, 24 週	17.2 vs -2.1	Dermatol Surg
Lanzafame ほか (2013)	44 名 AGA	21 レーザービーム 655 nm 30 LED 655 nm	隔日, 25 分, 16 週	30.43 vs -0.11	Lasers Surg Med
Lanzafame ほか (2014)	42 名 FPHL	21 レーザービーム 655 nm 30 LED 655 nm	隔日, 25 分, 16 週	35.20 vs 8.39	Lasers Surg Med

の毛成長への影響のメカニズムを調べる目的で，培養ヒト毛乳頭細胞に赤色 LED 1.5 J/cm² の照射を行い，0，4，8，24 時間後に細胞を回収，RNA を抽出した．毛成長に影響を及ぼすことが知られている種々の増殖因子やサイトカインの発現量変化を調べた．その結果，赤色 LED 照射によって，HGF，Leptin，VEGF-A，mRNA は増加した(図 4)．次に培養ヒト毛乳頭細胞に赤色 LED 1.0 J/cm² の照射を連続 3 日間行い，最終照射の 24 時間後の培養上清中の HGF，Leptin，VEGF-A の濃度を調べたところ，赤色 LED 照射でこれらの産生量は有意に上昇していた(図 5)．したがって，赤色 LED は毛乳頭からの HGF，Leptin，VEGF-A の分泌を刺激し，これらがパラクライン因子として毛成長を促進している(図 6)．

3．低出力レーザー/赤色 LED の男性型脱毛症への効果のエビデンス

低出力レーザー/赤色 LED 照射療法について 5 件のランダム化比較試験(RCT)が報告されている(表 1)．Jimenez ら[5]の試験は現在までで最も大

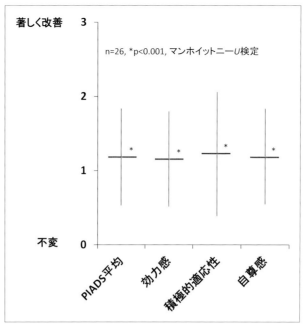

図 7. 男性型脱毛症患者におけるウィッグの福祉用具社会心理評価スケール平均および各指標
福祉用具社会心理評価スケール(PIADS)平均点, 効力感, 積極的適応性, 自尊感の3因子はいずれもベースラインである0に比べて有意に増加した(n＝26). （文献7より作成）

規模で, 男性型脱毛症と女性型脱毛症合わせて225名のランダム化比較試験であった. 照射を26週継続した結果, 毛髪数計測にてシャム処理に対して有意な発毛効果を認めた. 韓国ではKimら[6]が630 nmの赤色LEDと650 nmの低出力レザービームを有する照射器を用いて毎日1回18分, 24週の試験をAGAに対し行った. その結果, 毛髪写真のスコアリングや毛髪数および毛直径による評価を行ったところ, 照射群ではシャム処理に対して有意な発毛効果を認めた. その他のRCTでも同様の効果が示されている(表1). 今後, 照射波長や機器の改善によってさらに強力な効果を示す照射器の開発が待たれる.

男性型脱毛症におけるウィッグの効用

1. 脱毛症患者の心理とウィッグ

脱毛症は患者の心理状態に大きな影響を及ぼすものであるから, 脱毛症状をカモフラージュするウィッグは外見上への影響だけでなく, 内面的な生活の質(Quality of life；QOL)へも大きな効果があることが想定される. しかしながら, その効果についての科学的エビデンスは乏しいものであった. そこで, 本稿では男性型脱毛症におけるウィッグの社会心理的効果とエビデンスについて筆者らの研究知見[1〜3]を中心に述べる.

2. 福祉用具社会心理評価スケール

筆者らは脱毛症患者におけるウィッグのQOLへの影響を検討するため, 福祉用具の心理的効果を評価する福祉用具社会心理評価スケール(psychosocial impact of assistive device scale：PIADS)[8]の日本語版(井上)[9]を用い, PIADSは0を不変として－3から＋3までで評価される26の項目からなり, それらの項目は効力感(物事を行う能力, 12項目), 積極的適応性(様々な仕事に適応する能力, 6項目), 自尊感(自分の行いへの自信, 8項目)の3つに分類され, 各々の質問項目の回答点数の平均で表す. すなわち, 正の点数はQOLの改善を意味する.

3. 男性型脱毛症におけるウィッグの効果

ウィッグを使用している男性型脱毛症の男性患者26名にPIADSアンケートに答えて頂いた[7]. その結果, PIADS平均はベースラインである0に

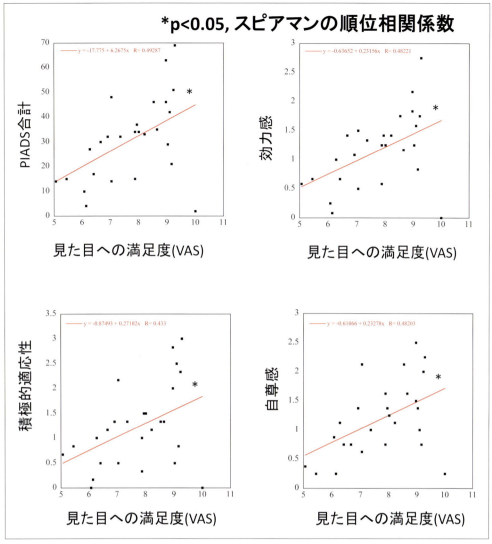

図 8. 男性型脱毛症患者におけるウィッグ装着時の見た目への満足感の視覚的評価スケール（VAS）と福祉用具社会心理評価スケールの相関

福祉用具社会心理評価スケール（PIADS）合計，効力感，積極的適応性，自尊感のいずれもウィッグ装着時の見た目への満足度を評価した VAS スケールと正に相関していた．したがって，患者への心理的効果のためには円形脱毛症と同様，整容的満足が重要であることが示された．（文献 7 より引用）

比べて有意に増加しており（$p<0.001$，マンホイットニー U 検定），心理的 QOL がウィッグによって改善することが証明された．QOL の改善は効力感，積極的適応性，自尊感の 3 因子においても示された（図 7）．さらに，PIADS 合計，効力感，積極的適応性，自尊感のいずれもウィッグ装着時の見た目への満足度を評価した VAS スケールと正に相関した（$p<0.05$，スピアマンの順位相関係数，図 8）．また PIADS 合計，効力感，積極的適応性はノーウッド-ハミルトン分類による男性型脱毛症重症度と正に相関した（$p<0.05$，スピアマンの順位相関係数，図 9）．以上より，男性型脱毛症患者への心理的効果には整容的満足が重要であることがわかった．また，重症度との相関の検討より，みかけの変化の大きさが心理的効果に影響していることが推測された．

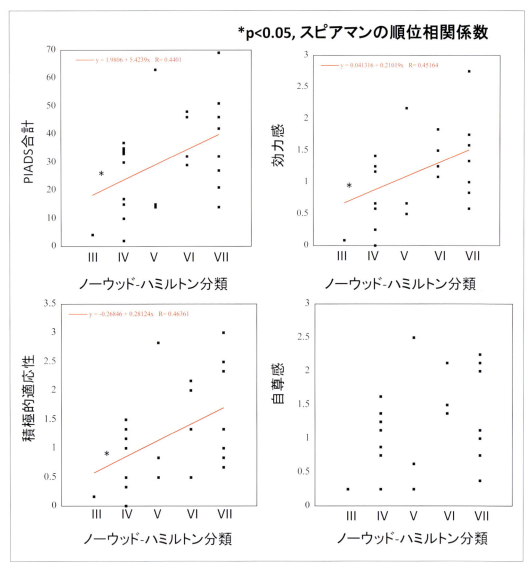

図 9. ノーウッド-ハミルトン分類による男性型脱毛症重症度と福祉用具社会心理評価スケールの相関
福祉用具心理評価スケール(PIADS)合計,効力感,積極的適応性はノーウッド-ハミルトン分類によるAGA重症度と正に相関した.QOLへの影響は見た目の変化の大きさによって増強することが示唆された.(文献7より引用)

4. 脱毛症ガイドラインにおけるウィッグの評価

2017年に策定された男性型および女性型脱毛症診療ガイドライン[10]では,男性型脱毛症に対して推奨度C1(使用してもよい)との評価を受けた.今後の実地臨床においては確かなエビデンスとガイドラインに基づいて脱毛症患者にウィッグを勧めることができる.

参考文献

1) Jagdeo, J., et al.：Light-emitting diodes in dermatology：A systematic review of randomized controlled trials. Lasers Surg Med. 50：613-628, 2018.
　Summary　LEDの皮膚疾患への応用について今までのランダム化比較試験についてまとめられている.推奨度の記載もある.

2) Avram, M. R., et al.：The use of low-level light for hair growth：part Ⅰ. J Cosmet Laser Ther. 11：110-117, 2009.

3) Leavitt, M., et al.：HairMax LaserComb laser phototherapy device in the treatment of male androgenetic alopecia：A randomized, double-blind, sham device-controlled, multicentre trial. Clin Drug Investig. **29**：283-292, 2009.

4) Fushimi, T., et al.：Narrow-band red LED light promotes mouse hair growth through paracrine growth factors from dermal papilla. J Dermatol Sci. **64**：246-248, 2011.

5) Jimenez, J. J., et al.：Efficacy and safety of a low-level laser device in the treatment of male and female pattern hair loss：a multicenter, randomized, sham device-controlled, double-blind study. Am J Clin Dermatol. **15**：115-127, 2014.
Summary 男性型脱毛症に対する LED 治療の最も大規模な RCT.

6) Kim, H., et al.：Low-level light therapy for androgenetic alopecia：a 24-week, randomized, double-blind, sham device-controlled multicenter trial. Dermatol Surg. **39**：1177-1183, 2013.
Summary 男性型脱毛症に対する LED 治療の RCT であるが，頭髪全体の見かけの変化を評価している.

7) Inui, S., et al.：Effect of wigs on perceived quality of life level in androgenetic alopecia patients. J Dermatol. **40**：223-225, 2013.

8) Day, H. Y., et al.：The stability of impact of assistive devices. Disabil Rehabil. **23**：400-404, 2001.

9) 井上剛伸ほか：福祉用具心理評価スケール（PIADS 日本語版）の開発 2. 国リハ研紀. **21**：54, 2001.

10) 眞鍋 求ほか：男性型および女性型脱毛症診療ガイドライン 2017 年版. 日皮会誌. **127**：2763-2777, 2017.

◆特集/毛の美容外科

I. 育毛
女性の脱毛症

植木　理恵*

Key Words：診療ガイドライン（guideline），女性型脱毛症（female pattern hair loss），休止期脱毛症（chronic telogen effluvium），加齢（aging）

Abstract　女性の脱毛症の原因と症状が多様であることを理解し，他の皮膚疾患や内臓疾患，治療による副作用などとの鑑別により，正しい診断を下すことが大切である．診断のもと，数少ない治療を選択し，回復が見込めない症例においてはメンタルケアも含めて，QOL や ADL が低下しないようにサポートしていただきたい．

はじめに

ヒポクラテスの時代から男性の薄毛は悩みであり，病態や治療が研究されてきた．現在では，原因が男性ホルモンの毛髪への影響であることが解明され，男性型脱毛症（androgenetic alopecia；AGA，male pattern hair loss；MPHL）と呼ばれて，効果の高い内服薬が創薬されている．一方で，薄毛に悩んでいた女性は古代から少なくないはずだが，カツラなどのカモフラージュの方法は開発されてきたものの，男性の薄毛ほどには研究者に取り上げられてこなかった．近年，男性型脱毛症の研究の進展や，女性の社会進出に伴い，薄毛について医療機関へ受診する女性が増加するとともに，女性の脱毛症が男性と同様ではなく，原因が多様で治療に窮することが多い疾患・変化であることもわかってきた．一方，毛成長についての観察が進み，女性が薄毛・びまん性脱毛症を自覚する最も重要な毛成長の要素は毛髪密度の低下で，次いで，毛直径，短毛率，成長速度であることがフォトトリコグラム法で解明され，薄毛は＜頭髪数の減少＞，＜毛が細くなる＞，＜短い毛が増加する＞，＜伸びが遅くなる＞という4つの要素が単独あるいは複合して生じている[1]と考えられるようになった．そこで，最近の知見も含めて女性の脱毛症を診る時に知っておいていただきたい，鑑別や治療について解説する．

女性型脱毛症について

最近，男性型脱毛症（androgenetic alopecia；AGA，male pattern hair loss；MPHL）に合わせて，女性の薄毛・びまん性脱毛症が女性型脱毛症（female pattern hair loss；FPHL）と呼ばれている．注意すべきは以下の点である．女性型脱毛症（FPHL）は女性の薄毛の総称でも，女性ホルモンの毛髪への影響による脱毛を示すのでもなく，男性ホルモンの影響で脱毛している．かつて，女性の男性型脱毛症（female androgenetic alopecia；FAGA）と呼ばれていた脱毛のことである．

女性では卵巣や副腎で作られている男性ホルモ

---

* Rie UEKI，〒136-0075　東京都江東区新砂 3 丁目 3 番 20 号　順天堂東京江東高齢者医療センター皮膚科，教授

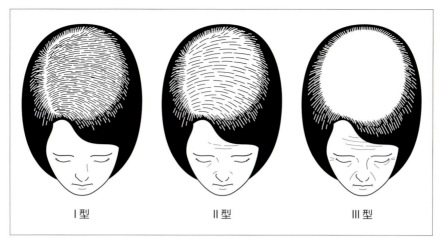

図 1. Ludwig 分類
(文献 2：Ludwig, E.：Classification of the types of androgenetic alopecia(common baldness)occurring in the female sex. Br J Dermatol. 97：247, 1977. より改変引用)

ンによって男性型脱毛症が生じる．1977 年に初めて，女性の薄毛について報告[2]された．Ludwig 分類(図 1)は，頭頂部の疎毛が主体で，頭皮の見える程度の差で診断者の主観で進行度が 3 段階に分類された．

AGA と同様に，頭頂部と前頭部生え際の軟毛化が特徴で，後頭部の毛髪の変化は乏しい．実臨床での訴えは，おでこが広がったり，頭頂部の地肌が目立つようになったとの訴えが多い．狭義には多毛や重症痤瘡を伴い男性ホルモン値が高い症例が FPHL であるが，血中の男性ホルモン値異常はないが，毛成長の変化が男性ホルモンによる影響を考えられる場合を含めて，女性型脱毛症(FPHL)と扱われている．

二次性徴後に軟毛化が生じ，30 歳前後に気になり始める人(図 2)もいるが，さらに高年であることが一般的である．更年期になると脱毛症状は多くの女性が気にするようになるが，加齢に伴う疎毛と男性ホルモンの影響による脱毛症状との鑑別は難しい．なお，出産後脱毛を契機に男性型脱毛症が進行することが知られている．

血清中の男性ホルモン値が高値で，多毛・生理不順など男性化兆候があれば，卵巣の男性ホルモン産生腫瘍や多嚢胞性卵巣や，薬剤性を疑い精査，治療を検討する．びまん性脱毛を訴える女性

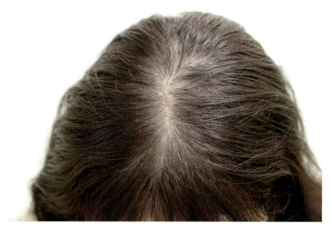

図 2. 30 歳，FPHL

において，生理不順や多毛，重症痤瘡を認めず，フリーテストステロンが正常値でも，DHEAS が軽度上昇している症例は少なくない．

女性の薄毛・びまん性脱毛症の 3 大原因について

女性の薄毛・びまん性脱毛症について改めて考えてみると，男性ホルモンの影響による女性型脱毛症(FPHL)のほかに，休止期脱毛症，加齢変化がある．

休止期脱毛症(telogen effluvium；TE)[3]

毛周期のうちの休止期の延長や，休止期毛の割合の増加し，びまん性脱毛症状になる．休止期脱

表 1. 休止期脱毛症の分類

① 急性休止期脱毛 (acute telogen effluvium)
　精神的ストレス，高熱，外科手術，大量出血，栄養不良などが生じた直後から数か月後に，成長期が急激に休止期に移行することによって脱毛し易脱毛性は著明．

② 慢性びまん性休止期脱毛 (chronic diffuse telogen effluvium)
　6 か月以上かけて進行し，頭部全域に脱毛が及ぶ．内臓疾患などが原因になることがあり，早期に原因を発見し治療すれば回復する可能性も期待できる．

③ 慢性休止期脱毛症 (chronic telogen effluvium)
　中年女性において，6 か月以上続き，軟毛化を伴わない，両側頭部にも疎毛が見られる原因不明の脱毛．

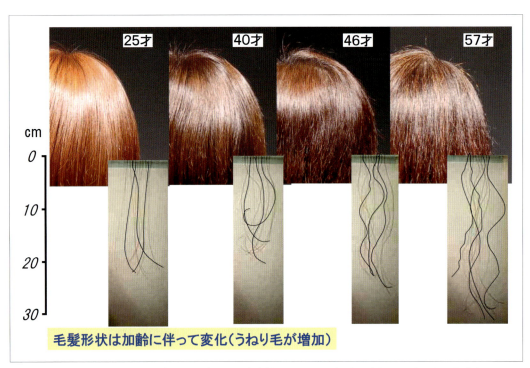

図 3. 毛髪形状の比較（典型例）（花王株式会社ヘアケア研究所　長瀬　忍氏よりご提供）

毛症はさらに，急性休止期脱毛，慢性びまん性休止期脱毛，慢性休止期脱毛に分類して考えられている（表 1）．

加齢変化

病気ではなく，誰にでも生じる高年になってから生じるびまん性脱毛で，変化の個人差は大きい．頭髪密度は年齢とともに減少するという報告[1]や，30 歳代をピークに減少するという調査もある．いずれも 40 歳代以降において密度が低下している．日本人の頭髪の太さは平均 80 μm で，35～39 歳をピークに細くなり，更年期に急速に細くなるとの報告[5]がある．成長速度は 20 歳代が最も早く，加齢とともに遅くなっていくと考えられている．すなわち，脱毛症状の特徴は，頭部全域において休止期毛の割合が増加し，毛成長速度が低下し，成長期が短縮し休止期が延長し，頭髪密度の減少と頭髪の最小化が生じる．

老人性疎毛症という呼び方もある．さらに高年になると皮脂分泌が減少[6]し，髪の艶が失われる．最近，加齢に伴う髪質の変化の研究がなされ，頭髪の外観調査と毛髪形状の定量的検討および放射線 X 線マイクロビーム小角散乱法を用いた微細構造解析を実施し，加齢に伴う毛髪の構造変化が明らかにされた[7]．毛幹に変形が生じ，「うねり」によって，光沢が失われていることがわかってきた（図 3）．

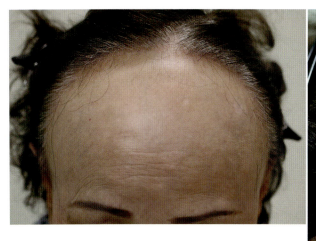
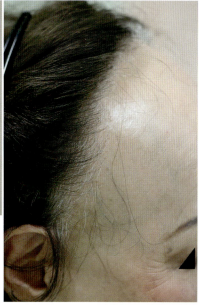

図 4. 75 歳, 女性. FFA

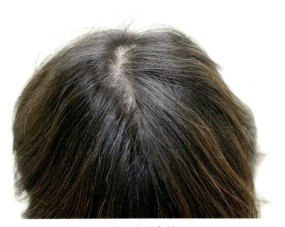

図 5. 45 歳, 女性
利尿剤による薬剤性脱毛症

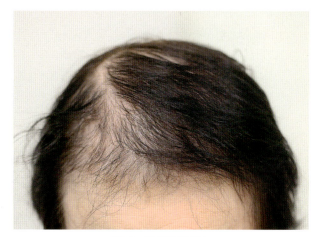

図 6. 閉経後乳がん
アロマターゼ阻害剤による薬剤性脱毛症

鑑別診断

薄毛・びまん性脱毛症を生じる疾患や変化は多様で, 女性の脱毛症で鑑別診断は最も重要なことの 1 つである.

1. Postmenopausal frontal fibrosing alopecia (PFFA) (図 4)

毛孔性扁平苔癬の一型と考えられる, 瘢痕性脱毛症である. 更年期女性の前頭部生え際から耳前部にかけて, 10 年単位で進行する帯状の脱毛で知られているが, 更年期前の女性や男性にも生じ, frontal fibrosing alopecia (FFA) と報告されるようになった. 耳前部 (いわゆる, もみ上げ) の脱毛を眉毛の外側の脱毛を伴うことから FAGA と鑑別する.

2. 薬剤性脱毛症 (図 5, 6)

抗がん剤による成長期脱毛は広く知られているが, 投薬開始 2, 3 か月後に緩やかに脱毛する休止期脱毛を生じる薬剤もある. 三環系抗うつ薬や選択的セロトニン阻害剤, シンバスタチン・ベザフィブラートなどの高脂血症治療薬, 男性ホルモン剤や男性ホルモンの血中濃度が高まる薬剤や,

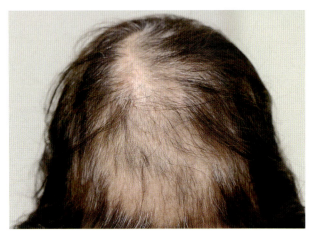

図7. 71歳，女性．円形脱毛症

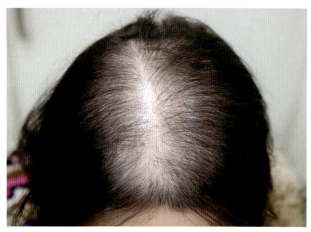

図8. 中学生時のトリコチロマニアの後遺症によるびまん性脱毛症
(植木理恵：【皮膚疾患が治らない！ 皮膚科医が教える"次の一手"】■毛包系疾患，毛髪・爪異常 脱毛症が治らない！．Medicina 54(9)：1535，2017．より引用)

閉経後乳がんの治療に用いられるアロマターゼ阻害剤など，多くの薬剤が休止期脱毛を生じる．問診で服薬履歴を聴取することと，休止期脱毛症の副作用を有する薬剤であるかどうかを検索することが診断には重要である．

3．円形脱毛症(図7)

びまん性に脱毛する円形脱毛症がある．鑑別にはダーモスコープを利用したトリコスコピーが役立つ．円形脱毛症の特徴は，感嘆符毛，黄点，切断毛，折れ毛である．全頭型や汎発型の初期症状はびまん性の脱毛症状を呈することも多く，誤診されることがあるので，易抜毛性の有無や毛根の観察，頭皮と頭髪の詳細な観察が鑑別には重要である．

4．トリコチロマニア(抜毛癖)

女児に多い精神疾患である．母子関係による精神的ストレスから，自罰的な激しい衝動に伴い抜毛してしまうことが多い．中には，勉強のストレスや学校での人間関係が契機となることもある．円形脱毛症と間違われることが多く，診断を早期につけて対応しないと，瘢痕性脱毛となることがある(図8)．なお，幼児でも生じるが，指しゃぶりと同様に考えられており，年齢とともに治る．

治 療

2017年に改訂された日本皮膚科学会策定の，「男性型および女性型脱毛症診療ガイドライン2017年版」[8]を精読することをお勧めする(表2)．女性型脱毛症に対するエビデンスレベルの高い推奨される治療は少なく，治療効果も男性の男性型脱毛症のようには顕著には見られないので，満足度の高い治療はなかなか難しい．そこで，生活指導やヘアケア指導にも精通するとよいと考える．

1．外用療法

女性のびまん性脱毛の治療の主体は外用療法である．

ミノキシジル溶液が第1選択(推奨度A)である．本邦では1%ミノキシジル溶液1日2回が承認されているが，海外では女性用に2%溶液が1日2回，5%溶液が1日1回で認可されている．血管拡張作用と毛乳頭細胞や毛母細胞への直接的な細胞分裂活性作用を有し，成長期が維持されることによって頭髪密度と毛直径が改善されることが明らかにされている[9]．性ホルモンに関連する作用はないため，様々な原因の脱毛症に効果が期待できる．この他の外用剤では，アデノシン配合ローションFGF-7の産生を増加する成分を含み太毛化が期待できる薬剤，男性ホルモンの作用で

表 2. 改訂版ガイドラインの CQ・推奨度（文献 8 より引用）

		MPHL	FPHL
CQ1	フィナステリドの内服は有用か？	A	D
CQ2	デュタステリドの内服は有用か？	A	D
CQ3	ミノキシジルの外用は有用か？	A	
CQ4	植毛術は有用か？		
	自毛植毛術は	B	C1
	人工毛植毛術は	D	
CQ5	LED および低出力レーザー照射は有用か？	B	
CQ6	アデノシンの外用は有用か？	B	C1
CQ7	カルプロニウム塩化物の外用は有用か？	C1	
CQ8	t-フラバノンの外用は有用か？	C1	
CQ9	サイトプリンおよびペンタデカンの外用は有用か？	C1	
CQ10	ケトコナゾールの外用は有用か？	C1	
CQ11	かつらの着用は有用か？	C1	
CQ12	ビマトプロストおよびラタノプロストの外用は有用か？	C2	
CQ13	成長因子導入および細胞移植療法は有用か？	C2	
CQ14	ミノキシジルの内服は有用か？	D	

毛乳頭に産生される因子（TGF-β_1）を抑制する成分を含んだ薬剤，抗真菌剤のケトコナゾールがC1（使ってもよいが十分な根拠がない）の推奨度である．ミノキシジル溶液は副作用に使用後1～4週間程度生じる初期脱毛が受け入れがたい患者にはC1の外用剤の使用が望ましいと考える．

2．内服療法

外用剤の効果が十分に得られない場合に検討することになるが，今のところ確立された内服療法はない．男性ホルモンの細胞内での活性を高める5α還元酵素の抑制作用がある男性型脱毛症の内服治療薬であるフィナステリドやデュタステリドの服薬が検討されているが，催奇形性の副作用があり，更年期女性への有効性はなく，女性の服用は副作用から避けるべきであり，現状では適正な使用方法の研究成果を待ちたい．

副作用として抗男性ホルモン作用を有する，スピロノラクトン，シメチジン，デキサメサゾン，経口避妊薬，女性ホルモン補充療法，Cyproterone acetate（欧州のみ）が知られている．いずれも主作用による健康被害を生じないように用いなければならない．漢方薬（加味逍遥散，桂枝加竜骨牡蠣湯，当帰芍薬散，補中益気湯など）が外用剤と併用

されているが，客観的な評価はされていない．

近年，ミノキシジル内服療法が横行しているが，確立された服薬方法はいまだないので，十分な検討が望まれている．

3．カモフラージュ・外科的療法

女性では外科的療法の推奨度は低い（C1）．改訂された2017年版ではCQ11に「かつらの着用は有用か？」を新たに加え，使用により脱毛症が改善するわけではないが，QOLの改善の報告[10]から，通常の治療により改善せずにQOLが低下している場合に行ってもよいこととしている（C1）．また，ガイドラインでは扱っていないが，パーマ，カラーリングなども有用である．

4．生活指導

日常に努力することがあることは重要である．毛成長を悪化させると考えられる要因（例；睡眠不足，睡眠リズムの乱れ，不規則な食生活，不適切なダイエット，喫煙など）がないかどうかを確認していく．女性型脱毛症では鉄欠乏，亜鉛欠乏，低蛋白などの栄養障害も多くみられるので，食事指導も検討する．ビタミン類と微量金属を組み合わせたサプリメントやアミノ酸製剤もあるが，自身に対して努力することが自信になるので，食事

から髪に大切な栄養を摂取するように指導したい.

さらに,良質な睡眠をとるように指導する.睡眠不足や睡眠リズムの不安定さから自律神経障害を生じ,頭皮の痛みや脱毛につながることがある.

5.メンタルケア

頭髪は自己表現の場で,髪形が決まらない日は気持ちがふさぐものである.頭髪の変化は,精神状態に影響を及ぼす.したがって,脱毛や,髪が細くなって容貌が変化することは,老いを感じたり,羞恥心を引き起こし,自信喪失感が生じることもあり,美醜へのこだわりが病的に強く表現されるなど,心理的障害が生じ,毛髪に執着し,ADL が低下することさえある.脱毛症は治療をしても改善までに時間がかかったり,改善が望めない脱毛もあるので,正しく診断するとともに,治療初期に,患者の訴えを傾聴し信頼関係を築くことがメンタルケアの面で重要である.

まとめ

高齢化社会となり,髪に不安を感じる女性は増加の一途である.女性の脱毛症は毛髪産業の大きな市場であるが,男性の男性型脱毛症よりも関わる要素が複雑で症状も多様であり,研究も途上にあるので,確立された治療方法がない中で,不安をあおる広告などに惑わされることが危惧される.加齢変化へのアンチエイジングとともに加齢を受け入れてよりよく過ごすウエルエイジングの考えも取り入れ,健康被害や経済的被害に合わせないように,患者さんを導くことも,症状を治すことと同様に,医療者の重要な役目と考える.

参考文献

1) Ueki, R., et al.：Phototrichogram Analysis of Japanese Female Subjects with Chronic Diffuse Hair Loss. JID Symposium Proceedings. **8**：116-120, 2003.

2) Ludwig, E.：Classification of the types of androgenetic alopecia(common baldness)occurring in the female sex. Br J Dermatol. **97**：247-254, 1977.

3) Kligman, A. M.：Pathologic Dynamic of Human Hair Loss.Ⅰ. Telogen Effluvium. Arch Dermatol. **83**：175-198, 1961.

4) 曽我 元：頭皮と髪の加齢変化と有効なケア.フレグランスジャーナル.**12**：11-15,2012.

5) 大塚英之,根本利之：日本人の毛髪.香粧品会誌.**12**(3)：192-197,1988.

6) 熊谷広子ほか：加齢変化に伴う顔面皮膚の生理的・形態的変化(第一報)—日本女性の加齢変化—.粧技誌.**23**：9-21,1989.

7) Nagase, S., et al.：Changes in structure and geometric properties of human hair by aging. J Cosmet Sci. **60**：637-648, 2009.

8) 男性型および女性型脱毛症診療ガイドライン作成員会：男性型および女性型脱毛症診療ガイドライン 2017年版.日皮会誌.**127**：1763-2777, 2017.

9) Tsuboi, R., et al.：A randomized placebo-controlled trial of 1% topical minoxidil solution in the treatment of androgenetic alopecia in Japanese women. Eur J Dermatol. **17**：37-44, 2007.

10) Inui, S., et al.：Effect of hairpieces on perceived quality of life in female pattern hair loss patients：Questionnaire based study. J Dermatol. **40**：671, 2013.

きず・きずあとを扱うすべての外科系医師に送る！

ケロイド・肥厚性瘢痕 診断・治療指針 2018

編集／瘢痕・ケロイド治療研究会

2018年7月発行　B5判　オールカラー　102頁　定価(本体価格3,800円＋税)

難渋するケロイド・肥厚性瘢痕治療の道しるべ
瘢痕・ケロイド治療研究会の総力を挙げてまとめました！

目次

Ⅰ　診断アルゴリズム
1. ケロイド・肥厚性瘢痕の診断アルゴリズム
2. ケロイド・肥厚性瘢痕と外観が類似している良性腫瘍の鑑別診断
3. ケロイド・肥厚性瘢痕と外観が類似している悪性腫瘍の鑑別診断
4. ケロイド・肥厚性瘢痕の臨床診断
5. ケロイド・肥厚性瘢痕の病理診断
6. ケロイド・肥厚性瘢痕の画像診断

JSW Scar Scale(JSS)2015

Ⅱ　治療アルゴリズム
1. 一般施設での加療
2. 専門施設での加療

Ⅲ　治療法各論
1. 副腎皮質ホルモン剤(テープ)
2. 副腎皮質ホルモン剤(注射)
3. その他外用剤
4. 内服薬(トラニラスト，柴苓湯)
5. 安静・固定療法(テープ，ジェルシート)
6. 圧迫療法(包帯，サポーター，ガーメントなど)
7. 手術(単純縫合)
8. 手術(くり抜き法，部分切除術)
9. 手術(Z形成術)
10. 手術(植皮，皮弁)
11. 術後放射線治療
12. 放射線単独治療
13. レーザー治療
14. メイクアップ治療
15. 精神的ケア
16. その他
    凍結療法／5-FU療法／ボツリヌス毒素療法／脂肪注入療法

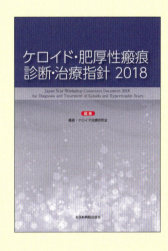

Ⅳ　部位別治療指針
1. 耳介軟骨部
2. 耳介耳垂部
3. 下顎部
4. 前胸部(正中切開)
5. 前胸部(その他)
6. 上腕部
7. 肩甲部
8. 関節部(手・肘・膝・足)
9. 腹部(正中切開)
10. 腹部(その他)
11. 恥骨上部
12. その他

(株)全日本病院出版会

〒113-0033　東京都文京区本郷3-16-4
TEL：03-5689-5989　FAX：03-5689-8030
www.zenniti.com

◆特集/毛の美容外科
Ⅰ. 育 毛
眉毛とひげの美容外科

今川賢一郎*

Key Words：眉毛(eyebrow)，眉毛植毛(eyebrow transplantation)，ひげ(beard)，ひげ植毛(beard transplantation)

Abstract 植毛技術の進歩によって自然さの達成という課題がクリアされ，眉毛やひげの美容目的での施術のニーズも急増している．頭部以外に行われる植毛症例総数で1位を占めるのは女性では眉毛植毛で，男性ではひげ植毛である．今回眉とひげの解剖学的特徴と筆者の術式を紹介し，良好な結果を得るための注意点について考察を加える．

はじめに

　眉毛，睫毛，ひげなど，顔面のヘアに対する植毛の歴史は戦前の奥田論文に遡るが，症例のほとんどは再建目的であった．毛包単位ごとの株分けを行う follicular unit transplantation(FUT)の登場によって自然さの課題が達成されたため，美容目的の症例も増加したが，最近は follicular unit extraction/excision(FUE)の登場によって，生え際の産毛など移植毛の選択的採取が可能になったため，より繊細な仕上がりも期待できるようになった．2017年の国際毛髪外科学会会員の症例統計によると，頭部以外の部位への植毛件数は男性で全症例の11%，女性で21%に達し，その9割以上が顔面に対してであった．部位別では，眉毛植毛が女性では植毛総症例数の15%，ひげ植毛は男性の植毛総症例数の4%を占めている[1]．海外では眉毛植毛やひげ植毛の文献は数多く発表されているが，我が国ではほとんど見当たらない．本稿において筆者が行っているそれらの術式を紹介する．

眉毛植毛

　眉は魅力的容貌に欠かせない存在であるばかりでなく，喜び，悲しみ，怒りなど感情表現においても重要な役割を果たし，その喪失や欠損は患者の自尊心を傷つけ，劣等感の原因となる．眉毛植毛は種々の原因による欠損の再建目的の他に，左右の不揃いを改善したい，位置や形を変えたい，人並みの濃さだがもっと濃くしたいなどの美容目的で行われる．

1．解剖学的特徴
A．形　態

　眉は眉頭，中央部および眉尻の3つの区分に分けられ，形態には個人差や性差が大きいが，長さは女性で5.0 cm，男性で5.5 cm，両眉頭間の距離は2.3 cm，幅は中央で女性は1.3 cm，男性は1.5 cmと報告されている[2]．顔面が平面的で眼窩上縁より上方に眉が位置する日本人は，立体的で眼窩のくぼみも深い白人と比較すると，眉と眼の距離が実際よりも離れて見える(図1)．

---

* Kenichiro IMAGAWA，〒220-0004　横浜市西区北幸2-1-22　ナガオカビル8F　医療法人横美会ヨコ美クリニック，院長

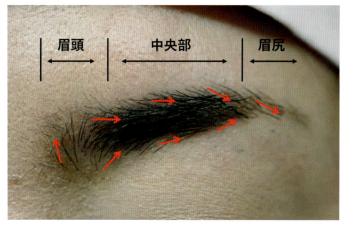

図 1. 成人女性の眉の形態と毛流
眉は眉頭，中央部，眉尻に分割され特有の毛流を有する．

B．毛包の性状と毛周期

眉は1本毛で形成され，毛周期の長さは成長期1～2か月で，休止期3か月である．成長期：休止期の比率は10%：90%であり，伸びる速度は0.16 mm/日で頭髪の0.35 mm/日に比べると半分程度である．眉毛の太さは頭髪より細く，眉頭は中央部や眉尻よりさらに細い．皮膚面から毛乳頭までの距離は2～2.5 mmで，頭髪の5～6 mmの約半分である[3]．

C．毛流

眉毛はほとんど皮膚に沿って伸びており，眉頭では上方へ，中央にいくに従って横向きから次第に上部では外下方向に，下部では外上方向に伸び，眉尻では内側に収束する(図1)．

2．手技
A．デザイン

患者の希望する眉の形状は各々異なり，持参する雑誌モデルや本人の以前の写真はそれを知る参考となる．作成された雛型を用いるのではなく個々にデザインすることになるが，まず患者自身に眉墨で描いてもらい，サランラップをあてて輪郭をマジックペンでトレースする．その後サランラップを裏返して対側にあてて対称性を確保し，最後に患者本人にもデザインを確認してもらう．この際にもともとの形状や位置に左右差がないか確認しておくことが重要である．

B．株の採取

眉毛と同様の毛が移植毛として利用できれば理想的だが，睫毛や鼻毛の採取は困難である．四肢や胸毛などのボディヘアでは休止期が長くまた寿命が短いということもあり，結局頭髪が用いられるが，毛周期の違いが問題になる．移植毛は長く伸びるため定期的なトリミングが生涯にわたって必要なことを患者に説明し，同意を得ることが重要である．採取方法はFUTとFUEのいずれかを患者に選択させるが，長い移植毛は施術直後に結果が判定しやすく，毛向もわかるため，原則としてFUTを勧める．採取部位は，頭髪と眉毛に太さの差がないと思われる場合は後頭部から，太さのミスマッチが予想される場合には，耳介周辺やうなじから細い毛を採取する．株数の目安は，女性では片側150～200株，男性では200～250株，眉頭や眉尻など部分的な場合では各々50～100株を目安とする．

1）FUT

採毛部の毛包数/cm^{2}を測定し，必要な採毛頭皮の面積を計算するが，移植毛は1 cm程度の長さに切りそろえておく．切除された頭皮は，1～2列の毛包単位を含む帯に切り分け，顕微鏡下でさらに1本毛に株分けするが，株は毛包周囲の脂肪組織をそぎ落としたskinny graftにして，組織培養液中に保存しておく．

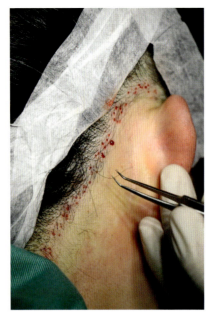

図 2.
FUE によるうなじからの株採取

表 1. 合併症および美容的不満足例

- 不適切な毛流，毛向，毛皮角
- 左右非対称
- 大きな株による不自然さ
- 低発毛
- 毛嚢炎および膿疱
- ピットスカー，肥厚性皮膚炎
- 既存毛の脱毛いわゆるショックロス

2）FUE

採毛部の頭髪は通常のFUEよりも長い4 mm程度に切りそろえ，0.8 mm径のパンチで株を採取し，採取された2本毛も1本毛に細分する（図2）.

C．植え付け

持針器でZ型に折り曲げた21または22Gの注射針でスリットを作成し，同時に助手がjeweler鑷子で株を挿入する．FUTの場合には作業終了後に株を既存毛と同じ長さに切りそろえる．以下が注意点である．

- 可能な限り皮膚に沿って小さな毛皮角で植えつける．
- 弯曲した移植毛は弯曲を内向きに植え付ける．
- 眉頭には特に細い株を選ぶ．本来の垂直方向に植えつけると頻繁にトリミングしなければならなくなるため，やや外上方に植えつける．

D．術後処置

採毛部は通常ドレッシングを行わない．移植部も眼軟膏を塗布するのみでドレッシングは行わない．2日後から洗髪を許可するが，移植部は1週間こすらずに押し洗いを指導する．結果の判定は術後6か月以降に行う．

E．合併症

術後3～4日間は軽度の腫脹が認められるが，上眼瞼の皮下出血はあっても程度は軽度である．医学的合併症は稀で，クレームのほとんどは美容的な不満足に関するものである（表1）.

3．症　例

眉毛植毛の症例（症例1：図3，症例2：図4）を提示する．

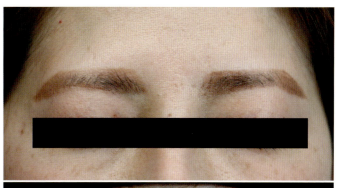
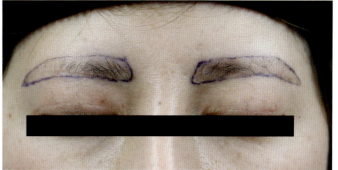
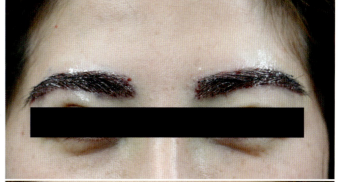
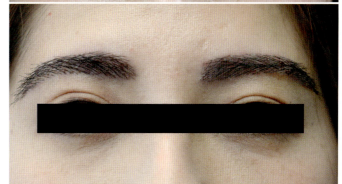

図 3.
症例 1
　a：術前（患者本人による眉墨のデザイン）
　b：術前（デザインの輪郭のトレース）
　c：術直後の状態
　d：術後 6 か月の状態

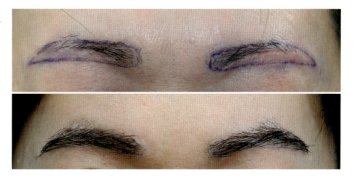

図 4.
症例 2
　a：術前（眉下切開の瘢痕のカモフラージュ）
　b：術後 8 か月の状態

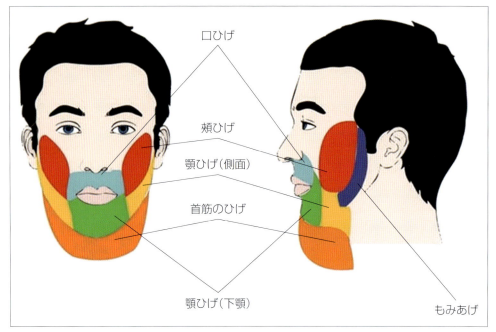

図 5. ひげの区分

ひげ植毛

中東および西南アジア諸国ではひげは男らしさを象徴するものであり，社会的地位に欠かせない存在としてひげ植毛は盛んに行われてきた．一方ごく最近までひげを濃くしたいという日本人患者は皆無に等しく，筆者の最初の患者はひげをたくわえる風習をもつアイヌの血をひく男性であった．しかし昨今は多くのハリウッドの俳優やセレブたちがひげをたくわえ，またそれがクールと見なされるため，ひげ植毛も増加している．

ひげ植毛は種々の原因による欠損に対する再建目的の他，薄いひげを濃くしたい，唇裂術後の瘢痕をカモフラージュしたい，レーザー脱毛後のまだらで不自然な状態を改善したい，またひげをたくわえたい性同一性障害患者の願望などに対する美容目的で行われる．

1．解剖学的特徴
A．ひげの区分

Yu らはひげを 8 つの区分に，Dua らは 7 つの区分に分類しているが，臨床的には口ひげ(moustache)，顎ひげ(goatee)，ほほひげ(cheek beard)の 3 つに大別され，首筋のひげ(neck beard)は採毛部とみなされる(図 5)[4)5)]．

B．毛包の性状

毛包は 1 本毛と 2 本毛で，そのほとんどは 1 本毛である．頭髪の断面は円形や卵形だが，ひげは楕円形あるいは不規則形でありカールが強い．ひげの直径は頭髪より太く，毛小皮も頭髪の 2 倍程度の厚みを持つ[6)]．

C．毛周期

成長期：休止期の比率は 65～70％：30～35％であり，成長期の長さは 4～16 週で休止期は 10～18 週，伸びる速度は 0.35～0.38 mm/日である．成長期が長く休止期が短い点で他の毛よりも頭髪に近い．

D．毛包密度

Akaki は白人で 20～50/cm^2，アジア人では 20～40/cm^2，Dua はインド人では 45～160/cm^2 であると報告しているように，報告によって数値の差が大きく個人差も大きい[7)]．中東や西南アジア地域の男性は濃く，東および東南アジアは薄いが，血中テストステロンの濃度には人種による有意差はない．部位的にはあごひげと口ひげの中央部が比較的濃い．

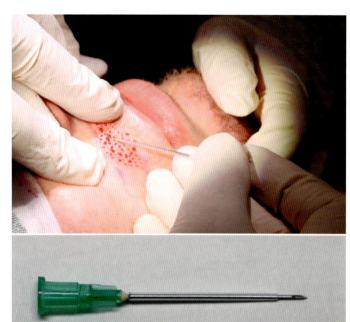

図 6.
テフロンの鞘を被せた注射針によるスリットの作成

2. 手 技
A. デザイン
ひげの形状は多種多様で,オーダーメイドでデザインする.作成されたデザインにサランラップを用いて輪郭をトレースしてその範囲の面積を計算し,濃さも患者の希望により25～35株/cm^{2}に設定する.

B. 株の採取
採取部位は首筋のひげからFUEによるか,あるいは後頭部からFUTあるいはFUEによるかを患者に選択させるが,採毛部は長めにトリミングしておく.必要な株数は口ひげ400～500株,顎ひげ 400～600 株,ほほひげ 800～1,000 株を目安とする.

1)FUT
頭髪はひげに比べて細いため,2本毛あるいは1本毛を束ねた paired graft を使用する報告もあるが[8],白人と比べ太い黒髪の日本人の場合には過半の株を1本毛に株分けする[8].

2)FUE
休止期のひげの採取を防ぐため施術直前まで1週間毎日髭そりを続けさせ,のびているひげだけを0.8 mm 径のパンチで株をくり抜く.

C. 植えつけ
ひげの範囲は特に痛みに敏感なため,十分な疼痛対策が必要である.静注または経口による精神安定剤を併用し,場合により眼窩下神経ブロックと下顎神経ブロックを行う.1%リドカインによるリングブロックの後 0.3%リドカインによる局所麻酔を行い,tumescent 溶液は使用しない.

1本毛はテフロンの鞘を被せて刺入の深さを調節した 21 または 22 G の注射針で,2 本毛は同様の 19 または 20 G を用いてスリットを作成する.以下が注意点である.

- 既存のひげの毛流に沿って小さな毛皮角での植えつけを行う.
- 2本毛は口ひげや顎ひげの中央部のみに用い,絶対に辺縁部には用いない.
- Jewelers 鑷子による植えつけの際には,助手がその部分の皮膚を引っ張って緊張を与えるとより容易に挿入が可能となる(図 6).

D. 術後処置
抗生物質と鎮痛剤を処方し,移植部へはドレッシングや軟膏の塗布は行わずなるべく乾燥させる.施術当日は食物による汚染に注意し,飲み物はストローを使うよう指導する.術後3日間は咀

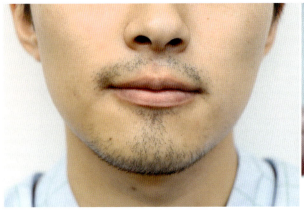
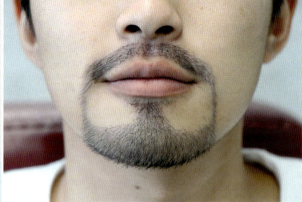

図7. 症例3　a|b
a：術前
b：術後1週の状態

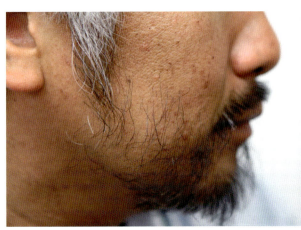
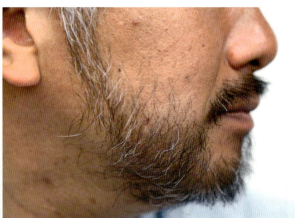

図8. 症例4　a|b
a：術前
b：術後7か月の状態

咀嚼運動による株の脱落を防ぐため硬い食物の摂取やチューインガムを禁止する．ひげそりは10日間許可しない．2日目から洗髪および洗顔を許可するが，移植部は1週間押し洗いを指導する．結果の判定は術後6か月以降に行う．

E．合併症

腫脹やカサブタは通常1週間で目立たなくなる．医学的合併症や美容的な不満例については眉毛植毛と同様である．

3．症　例

ひげ植毛の症例(症例3：図7，症例4：図8，症例5：図9)を示す．

参考文献

1) International Society of Hair Restoration Surgery 2017. Practical Census Results. Prepared by Relevant Research Inc., Chicago, IL, 2018
2) Laorwong, K., et al.：Eyebrow transplantation in Asians. Dermatol Surg. 35(3)：496-503, 2009.
3) True, R. H.：Harvesting follicular units from the body for scalp repair. In：Lam, S. M., editor. Hair transplant 360 vol. 3. 339-348, Jaypee Brothers Medical Publishers, New Delhi, 2014.
4) Yu, J. M., Yu, A. Y.：Beard to scalp. In：Unger, W., et al., ed. Hair transplantation 5th ed. 299-304, Informa, 2011.
5) Dua, K., et al.：Facial hair transplantation. Hair

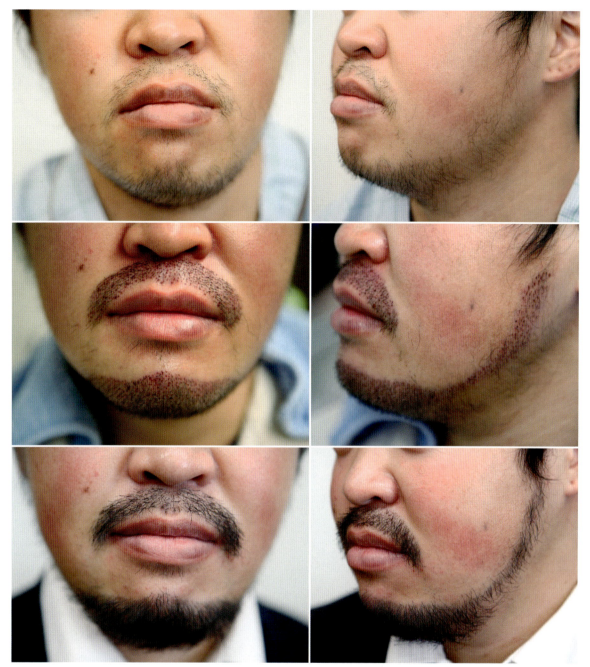

a	b
c	d
e	f

図 9. 症例 5
a：術前（正面）　　　　　b：術前（側面）
c：術直後の状態（正面）　d：術直後の状態（側面）
e：術後1年の状態（正面）f：術後1年の状態（側面）

Transplant Forum Int. **25**：133, 139-142, 2015.
6) Tolgyesi, E., et al.：A comparative study of beard and scalp hair. J Soc Cosmt Chem. **34**：361-382, 1983.
7) True, R., et al.：Beard chat. Hair Transplant Forum Int. **25**：156, 2015.
8) Kuelachi, M.：Moustache and beard hair transplanting. In：Unger, W., et al., ed. Hair transplantation 5th ed. 464-466, Informa, 2011.

読めばわかる！
臨床不眠治療
─睡眠専門医が伝授する不眠の知識─

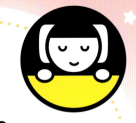

著 中山明峰　名古屋市立大学睡眠医療センター長

2019年6月発行　B5判　96頁　　定価（本体価格 3,000円＋税）

睡眠専門医の中山明峰先生による、不眠治療のノウハウがこの1冊に！

2018年度診療報酬改定に伴って、睡眠薬処方に大きな変化が生まれた今、知っておくべき不眠治療の知識が凝縮されています。
不眠治療に関わるすべての医師に必要な不眠の知識を、中山信一氏のイラストとともにわかりやすく解説！

新刊

CONTENTS
1. はじめに
2. 睡眠の基礎知識
3. 不眠症（不眠障害）とは
4. 睡眠薬の過去～現在
5. ベンゾジアゼピン製剤の問題点と離脱
6. ガイドラインが意図するところ
7. 睡眠薬の現在～未来
8. 症例提示
- 巻末付録

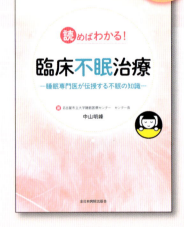

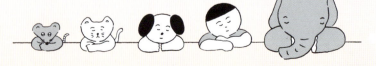

 全日本病院出版会
〒113-0033　東京都文京区本郷 3-16-4　Tel：03-5689-5989
www.zenniti.com　　　　　　　　　　　Fax：03-5689-8030

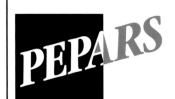

◆特集/毛の美容外科
I. 育 毛
睫毛の美容外科

山下理絵[*1] 近藤謙司[*2]

Key Words：ビマトプロスト(bimatoprost)，睫毛(eyelashs)，貧毛(hypotrichosis)，育毛(hair growth)，睫毛エクステンション(eyelash extensions)

Abstract 　日本人の 7 割は一重であり，また，欧米人と比較すると睫毛が短く本数が少ない．さらに 90％の人が生える角度が下向きであるため，眼の印象が弱い．このため，日本人女性は，アイライン，マスカラなど，目を大きくパッチリ見せるための化粧をする．また，美容外科手術でも，眼の手術の割合は多く，2018 年日本美容外科学会(JSAPS)の報告で最も多かったのは，重瞼手術であり，多くの日本人女性は，二重で欧米人のような大きな眼を理想としていることがわかる．手術を希望する多くの人が，アイプチという糊で重瞼ラインを作成している．睫毛も，眼の印象に大きく関わり，長く濃い睫毛にするために，睫毛メイクを行い，最近では 60 代以上でも睫毛エクステンション(エクステ)を行っている人もいる．しかし，これにより逆にダメージを受け，脱毛が起こり睫毛貧毛症になることもある．この対策として，多くの睫毛美容液が販売されているが，本稿では医療用に承認された睫毛育毛剤に関して述べる．

はじめに

現代の日本人女性が理想とする顔は，小顔で丸く大きな眼，細めでカーブした眉毛，そして鼻翼が小さく高い鼻であり，特に眼に関しては，欧米人のようなくっきり二重が美人の基準と思われている人が多い．そして，この理想に近づけようと，日本では重瞼手術が多く，また目の化粧(アイメイク)に時間をかけている．

アイメイクは主に 2 つ，アイライン，アイシャドウおよびアイプチ(一重から人工的に二重にするもの)など眼瞼皮膚に行うものと，マスカラ，エクステンションおよびつけ睫毛など，睫毛に行うものがある．睫毛の役割は，眼に汗やホコリが入るのを防ぐためにある体毛のひとつであるが，人の表情を作りさらに眼を大きく見せる化粧の対象でもある[1]．日本人は欧米人に比べて睫毛が短く本数が少ない，生える角度は 90％が下向きである(表 1)．睫毛が短く少ないと目の輪郭が明確にならず，睫毛が下向きだと黒目は隠れ，目が小さく見える．目を大きく印象的に見せるためには，睫毛を濃く長くし，また，上向きにカールさせる必要がある．つけ睫毛，アイラッシュカーラー(ビューラー)やマスカラ，最近では，睫毛パーマや睫毛エクステンション(エクステ)などを行っている女性は非常に多い[2]．特にエクステに関しては，眼症状などの健康被害の報告も多い[3)4]．これらアイメイクの影響で睫毛のダメージが生じ，短く少なくなり，部分的に無毛になることもあり，これを主訴に受診する患者もいる．このような睫毛貧毛症を改善するビマトプロスト[5]を主成分とする外用剤が発売され 5 年が経過した．筆者は 2008 年より自ら使用し，患者にも提供している．本稿では睫毛育毛剤の使用経験に関して述べる．

[*1] Rie YAMASHITA, 〒251-0052　藤沢市藤沢 571 荒井ビル 1 階　湘南藤沢形成外科クリニック R，総院長
[*2] Kenji KONDO，同，院長

表 1. 日本人と欧米人の睫毛の比較

	日本人	欧米人
長さ（平均）	6.8 mm	8.1 mm
上まつげ本数/片目	100 本	120 本
下まつげ本数/片目	50〜75 本	データなし
密集度/1 mm あたり	2.6 本	3.4 本
成長速度/1 日	0.1〜0.18 mm	0.18 mm〜（日本人の約 2 倍）
生える角度（90°で水平）	80.9°（やや下向き） （10%が上向き）	102.2°（上向き）
コシ	普通〜ハード	ソフト〜普通

筆者改訂
ランコム研究所の報告，合計 12,000 人の結果：2004 年
および資生堂の報告

表 2. 頭髪と上睫毛の毛周期の比較

	頭髪	上睫毛
毛周期	8 年以上	5〜12 か月
成長期（割合）	6〜8 年（84%）	1〜2 か月（41%）
休止期（割合）	2〜3 か月（5〜15%）	4〜9 か月（50〜60%）
ホルモン感受性	ある	なし
平均成長速度	0.30〜0.40 mm/日	0.15 mm/日
毛包数	100,000 本　MAX	100〜150 本

睫毛の毛周期，頭髪との違い

毛は，成長期，退行期，休止期，脱落期を 1 サイクルとする毛周期を繰り返している．成長期の長さにより毛幹の長さが決まり，この時期にメラニンが形成される．頭髪では 2〜6 年，睫毛では 1〜2 か月，頭髪の 84%，睫毛の 41% が常に成長段階にある．退行期は成長期と休止期の移行期で，頭髪では 2〜3 週，睫毛では 15 日，この時期で細胞分裂が停止する．休止期は，頭髪では 2〜3 か月，睫毛は 4〜9 か月，頭髪の 5〜10%，睫毛の 50〜60% は休止期にある．その後，毛が脱落する（表 2）[5)6)]．睫毛の特徴は，ヘアサイクルが非常に短く，成長期が短く，成長速度が遅い[7)]．このため，頭髪と異なりある一定の長さ以上にはならない．

睫毛育毛剤に関して

睫毛育毛剤（Glash VISTA™）の主成分は，米国 Allergan 社が開発したビマトプロスト，合成プロスタグランジン $F_{2\alpha}$ 誘導体である[8)]．元々，ビマトプロストは，高眼圧症および開放隅角緑内障の治療に用いる点眼薬（ビマトプロスト 0.03% 点眼液）として広く使用されている．この点眼液は 2001 年 3 月に米国食品医薬品局（FDA）により最初に承認されている．ビマトプロストが睫毛の成長を促進することは，点眼液の臨床試験段階からも，その後の市販後調査の段階からも副作用として証明されていた（表 3）[9)]．外来の患者さんの睫毛

表 3. 眼科用剤合成プロスタグランジン F₂ₐ 誘導体の比較
―治験総括報告書, 添付文書, より引用―

商品名	ルミガン点眼液	トラバタンズ点眼液	タプロス点眼液	キサラタン点眼液	イソプロピルウノプロストン点眼液
成分名	ビマトプロスト	トラボプロスト	タフルプロスト	ラタノプロスト	イソプロピルウノプロストン
化学構造分類	プロスト系(プロスタマイド系)	プロスト系			プロストン系
	アミド型	エステル型			エステル型
用法用量にみる作用強度の違い	1日1回1滴 0.3 mg/ml	1日1回1滴 0.04 mg/ml	1日1回1滴 0.015 mg/ml	1日1回1滴 0.05 mg/ml	1日2回各1滴 1.2 mg/ml
作用機序の違い	ブドウ膜・強膜流出経路＋線維柱帯流出路	ブドウ膜・強膜流出経路	ブドウ膜・強膜流出経路	ブドウ膜・強膜流出経路	ブドウ膜・強膜流出経路＋線維柱帯流出路
臨床試験における睫毛の成長*	24例(31.2%)28件(12週) 90例(66.2%)(52週)(P3長期) 添：149例(46.1%)	9例(7.1%)(24週) 添：0.1～1%	45例(13.2%)(12週)(P3長期) 84例(25.2%)(24週)(P3長期) 53例(32.5%)(52週)(P3長期) 添：93例(19.3%)	33例(16.4%)14件(12週) 5例(7.6%)(24週) 添：5%未満	添：頻度不明

＊：日本での臨床試験における副作用：睫毛の増加, 増毛, 密生, 密度増加, 多毛, 伸長を含む

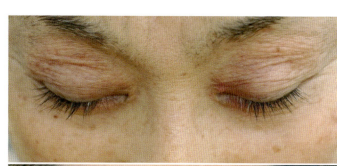
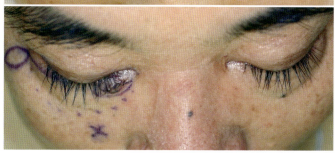

図 1.
プロスタグランジン F₂ₐ 誘導体：ラタノプロスト 0.05％点眼液使用の副作用
 a：70代, 女性. ラタノプロスト3か月使用. 白毛を含め成長
 b：70代, 男性. ラタノプロスト3か月使用. 睫毛は最長 11 mm

を観察していると, 高齢者でとても長い人がいる. 問診すると, 多くが緑内障で点眼しているということであった. 年齢に関係なく長くなり, 白毛も伸びていた(図1). Allergan 社では, この副作用の結果にもとづき, 米国で再度, 睫毛に対する治験を行い, 睫毛育毛剤として, 2008年12月に FDA に承認された. 本邦では, 2014年9月29日に発売が開始になった.

１．含有成分
有効成分：ビマトプロスト(プロスタグランジン F₂ₐ 誘導体)0.3 mg/mL(0.03％)
防腐剤：塩化ベンザルコニウム 0.05 mg/mL
非活性成分：塩化ナトリウム, リン酸二ナトリウム, クエン酸, 精製水
pH：6.8～7.8

２．効 果
合成プロスタグランジン F₂ₐ 誘導体は, 真皮乳

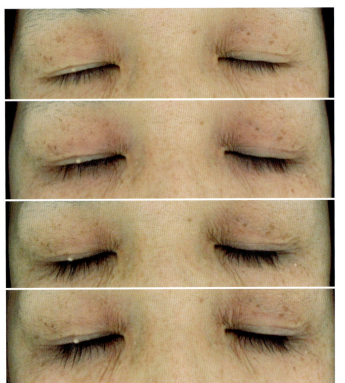

図 2.
睫毛育毛の外用治療(40 代, 女性)
a：使用前
b：使用 8 週
c：使用 12 週
d：使用 16 週

頭・外毛根鞘のプロスタノイド受容体への親和性があり，毛周期における成長期の延長(睫毛の長さの伸長)，休止期の毛包の刺激(睫毛の厚みや太さの増加)およびメラニン合成の活性化(睫毛の色の濃さが増す)の効果がある．

有効性の検証と副作用

2007 年，米国での臨床試験 137 例を対象とした結果では，25％長く，106％密度が上がり，18％色が濃くなる．第 16 週の時点で 78％の人に測定 3 項目(長さ，太さ，濃さ)で有意な増大が認められた．副作用は眼搔痒症 5 例(3.6％)，結膜充血 5 例(3.6％)，皮膚色素過剰 4 例(2.9％)，瞼裂斑 3 例(2.2％)，眼刺激 3 例(2.2％)，眼乾燥 3 例(2.2％)，眼瞼紅斑 3 例(2.2％)であった[9]．

筆者も，米国に続き 2009 年に 100 例を対象とし，長さ，太さ，濃さに関して測定およびアンケート調査を行った．100％長く，42％密度が上がり，82％色が濃くなる結果を得た．また，効果の実感と実際の効果は比例し，4 週でなんとなく濃く密度が増した感じ，8 週で濃く伸びたことを確実に実感，16 週で長く濃くなることをさらに実感したという結果を得た．副作用は，眼搔痒症 15 例(15％)，結膜充血 1 例(1％)，皮膚色素過剰 5 例(5％)，周囲(産毛)の増毛 5 例(5％)であった．本調査の中でドロップアウトしたのは高齢の女性に多く，毎日塗れない，よく見えない，などの理由であった．

日本でも 2013 年に後臨床研究が行われた．睫毛育毛剤(Glash VISTA™)の投与 16 週後において，約 8 割の被験者で睫毛の「長さ」「太さ」「濃さ」といった全般的印象度の改善が確認，効果が実証された[10]．(国内第 Ⅲ 相臨床試験，試験番号：192024-059 多施設共同二重盲検無作為化プラセボ対照並行群間比較試験)

また，海外で稀な合併症として，虹彩の色が黒くなる虹彩色素過剰や上眼瞼が凹む眼瞼溝深化なども 1 例ずつ起こっている．

効果の持続と副作用の対処

1．効果の持続

効果は 8 週から自覚，16 週で最高になる(図 2)．年齢に関係なく適切な塗布を行うと育毛される(図 3，図 4)．16 週の時点で中止すると，徐々に短く少なくなり，6 か月でほぼ元に戻る(図 5)．そ

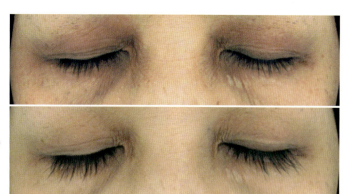

図 3.
睫毛育毛の外用治療(60代,女性)
 a:使用前
 b:使用 16 週

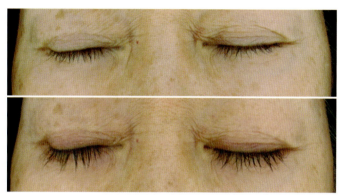

図 4.
睫毛育毛の外用治療(70代,女性)
 a:使用前
 b:使用 16 週

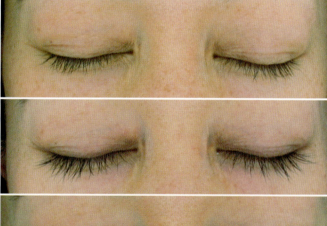

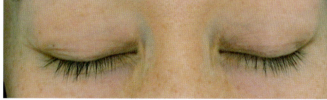

図 5.
睫毛育毛の外用治療(30代,女性)
 a:使用前
 b:使用 16 週
 c:使用中止後 6 か月. 使用前の長さに戻る.

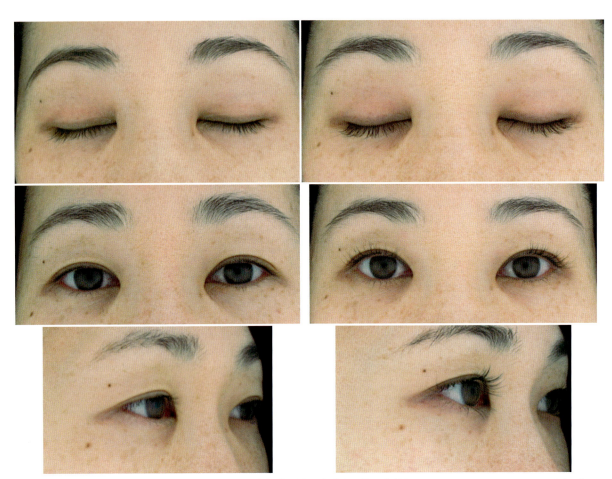

図 6. 睫毛育毛の外用治療(30 代,女性)
日本人に 10%以下の上向きカールに使用.外用治療で眼が大きく見え,印象が変わる.
　　　a：使用前.　　①正面閉瞼,②正面開瞼,③側面
　　　b：使用 16 週.　①正面閉瞼,②正面開瞼,③側面

こから再度開始しても,また同じように育毛される.睫毛育毛剤の使用のみで,眼が大きく見え,顔の印象が変わる(図6).

2．副作用の対処

副作用には眼掻痒症や結膜充血など,使用を中止した方がよいものと,皮膚色素過剰や産毛の増毛(図7)など使用方法を変えれば使用継続が可能なものもある.皮膚色素過剰や産毛の増毛は使用中止により元に戻る(図8).したがって,脱色剤の使用や脱毛レーザーなどの適応はない.これら合併症を起こさないようにするためには,塗布方法を注意する.薬剤に梱包されている使い捨て塗布ブラシの先端は非常に大きく硬いため,筆者は使用前にブラシを細くカットし,さらに薬剤塗布量を少量にするようなアドバイスをしている.また,塗布前に皮膚に保湿剤を使用し,特に下眼瞼,外眼角部をカバーしておくことも重要である.使用 16 週後からは,1 日おき,1 週に 2 回の使用でも十分に維持するため,使用頻度を減らすことも必要である.また,眼掻痒症は多く起こる副作用である.起こった場合は,一度使用を中止し,痒みがなくなってから,塗布量を少量に変えると継続できることも多い.使用始めは,大量につけてしまうことが多いため,合併症の説明を十分に行い,2～4 か月で徐々に増毛することを説明する.

おわりに

睫毛は眼や顔の印象,いわゆる眼力には重要なポイントである.最近は過度な睫毛エクステンションにより,睫毛の重量が増え,さらに接着剤

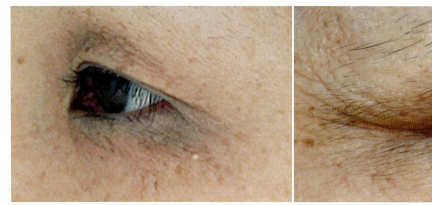

a．色素過剰症　　　　　　　　　　　b．周囲の育毛（産毛の増加）

図 7． 副作用

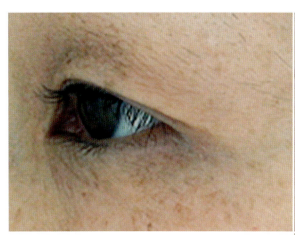 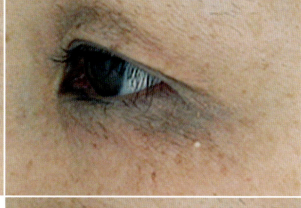

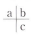

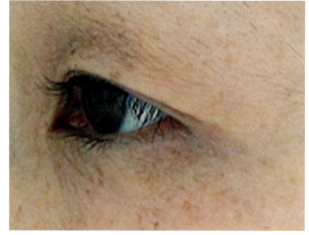

図 8． 副作用：色素過剰症の経過
色素過剰が生じた場合は，使用を中止すれば消失する．
　a：使用前
　b：使用 8 週．下眼瞼に色素過剰が生じる．
　c：中止 12 週で使用前に戻る．

PEPARS No. 151 2019　　**49**

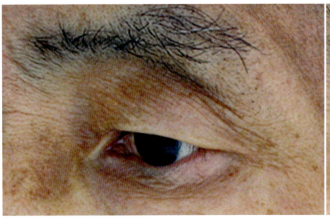 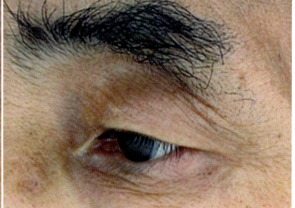

a．使用前　　　　　　　　　　　　　　　　　b．使用後 12 週

図 9．抗癌剤による睫毛，眉毛の脱毛に使用

などのダメージにより睫毛が短く，脱毛を起こしていることもある．睫毛メイクは睫毛がないとできないため，自己の睫毛を維持することは必要である．また，睫毛育毛剤は癌患者の化学療法による脱毛にも有効であり，眉毛や頭髪への使用に関する報告も散見される(図 9)[11)12)]．睫毛のボリュームアップは，眼の保護だけでなく，眼力をアップさせ，理想の大きな眼を得られ，美容的，見た目の印象の向上にも期待ができる．

参考文献

1) Batchelor, D. : Hair and cancer chemotherapy : consequences and nursing care—a literature study. Eur J Cancer Care(Engl). **10**(3) : 147-163, 2001.
2) Hollo, G. : The side effects of the prostaglandin analogues. Expert Opin Drug Saf. **6** : 45-52, 2007.
3) 高橋和博ほか：平成 22 年度まつ毛エクステンション眼障害の集計結果報告．日本の眼科．**82** : 1131-1135, 2011.
   Summary　睫毛エクステンションの健康被害を述べている．
4) 天野由紀，西脇祐司：まつ毛エクステンションの経験者割合とその健康障害に関する全国調査．日衛誌．**68** : 168-174, 2013.
5) Cohen, J. L. : Enhancing the growth of natural eyelashes : the mechanism of bimatoprost-induced eyelash growth. Dermatol Surg. **36**(9) : 1361-1371, 2010.
6) Elder, M. J. : Anatomy and physiology of eyelash follicles : relevance to lash ablation procedures. Ophthalmic Plast Reconstr Surg. **13**(1) : 21-25, 1997.
7) 堤も絵ほか：睫毛の成長特性．日香粧品誌．**31** : 143-147, 2007.
8) Murray, A., et al. : Prostaglandin-Induced Hair Growth. Surv Ophthalmol. **47** : 185-202, 2002.
9) Smith, S., et al. : Eyelash growth in subjects treated with bimatoprost : A multicenter, randomized, double-masked, vehicle-controlled, parallel-group study. J Am Acad Dermatol. **66** : 801-806, 2012.
   Summary　米国における睫毛育毛剤の有効性，副作用を報告している．
10) Harii, K., et al. : Bimatoprost for Eyelash Growth in Japanese Subjects : Two Multicenter Controlled Studies. Aesthet Plast Surg. **38** : 451-460, 2014.
    Summary　日本で行われた臨床試験の方法，結果などを述べている．特発性睫毛貧毛症，化学療法による貧毛症の 2 項目に関して試験を行い，いずれも有効であった．
11) Barrón-Hernández, Y. L., Tosti, A. : Bimatoprost for the treatent of eyelash, eyebrow and scalp alopecia. Expert Opin Investig Drugs. **26** : 512-522, 2017.
    Summary　睫毛育毛剤の眉毛，頭髪への有効性を報告している．
12) Beer, K. R., et al. : Treatment of eyebrow hypotrichosis using bimatoprost : a randomized, double-blind, vehicle-controlled pilot study. Dermatol Surg. **39** : 1079-1087, 2013.

好評書籍

実践アトラス

美容外科注入治療
改訂第2版

手技が見える！Web動画付

征矢野進一（神田美容外科形成外科医院 院長） 著

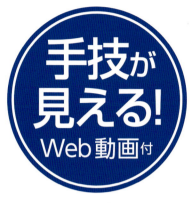

動画付きで手技がさらにわかりやすくなった改訂第2版！

コラーゲン、ヒアルロン酸等の各種製剤を用いた美容注入治療の施術方法について、実際の症例で皺や陥凹の治療について詳述しているのはもちろん、日々の診療で使用する備品や薬剤についても解説しています。さらに実際の手技を動画で確認し、より理解を深めることができます。皮膚科、美容外科、形成外科はもちろん、これから美容注入治療を始めたい医師の方々にぜひ手に取っていただきたい一書です。

A4変形判　オールカラー　182頁　定価（本体価格9,000円＋税）

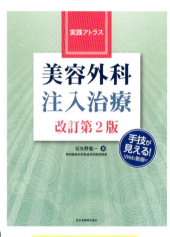

2018年4月発行

目次

Ⅰ　おさえておくべき注入治療の基本知識
1．フィラー（非吸収性材料）の歴史
2．各種注入材料の知識
3．注入治療に用いる物品
4．注入用針について

Ⅱ　注入治療への準備
1．注入治療に必要な解剖
2．マーキング法
3．麻酔
4．インフォームドコンセント
5．施術スケジュール
6．治療の考え方・コツ

Ⅲ　部位・手技別実践テクニック
総論：各部位ごとの手技
1．額
2．眉間
3．上眼瞼
4．目尻
5．下眼瞼と陥凹
6．鼻根部
7．隆鼻
8．頬
9．鼻唇溝
10．口唇

11．口角
12．顎
13．首
14．手背部
15．傷跡陥凹
16．多汗症
17．筋肉縮小
18．スレッドリフト
19．脂肪分解注射

Ⅳ　合併症への対応と回避のコツ，術後定期メンテナンス
1．共通の合併症
2．製剤・材料に特有の合併症とその対策
3．定期メンテナンス

Column
各製品の入手方法
水光注射
課金の方法
コラーゲン，ヒアルロン酸などの内服や外用
　　による効果

索引
注入剤一覧（巻末綴じ込み表）

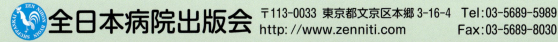

全日本病院出版会　〒113-0033　東京都文京区本郷3-16-4　Tel:03-5689-5989
http://www.zenniti.com　Fax:03-5689-8030

◆特集/毛の美容外科

I. 育毛
医療アートメイク

大木 健作*

Key Words: 医療アートメイク(medical permanent makeup, medical micropigmentation), アートメイク(permanent makeup, micropigmentation), 眉毛(eyebrow), 再建(reconstruction), Scalp micropigmentation; SMP

Abstract　アートメイクとは，人の皮膚に針を用いて色素を注入することにより，化粧をしなくても，眉・アイライン・唇などの色合いを美しく見せようとする施術である．現在では傷跡や頭髪部に対しても行われるようになってきた．以前はエステサロンなどを中心に行われてきたが，法的規制の強化が進み，医療アートメイクとして，医療機関で行われるようになった．本稿では，アートメイクの概要や問題点，教育の現状，などについて解説する．

はじめに

アートメイクは，眉，アイライン，リップをはじめ，頭髪部や傷跡のカモフラージュとしても行われている．日本でのアートメイクは海外ではpermanent makeup, micropigmentationと呼ばれている．韓国ではアートメイクが医療機関で行われているが，世界的にはエステ業界で行われることがほとんどである．日本では平成13年11月8日の医政医発第105号[1]の通達により，アートメイクが医療行為として明示され，多くのエステ店が摘発された結果，現在は医療機関で行われている．医療機関で行うアートメイクは，医療アートメイクと呼ばれている．

医療アートメイクは，痛みに対して麻酔薬を使用できること，衛生管理上のリスクを減らすことができるなどの利点がある．一方で，エステ店などで長年アートメイクの施術を行ってきたトップレベルの技術者に，技術面で追いつくことは簡単ではなく，今後の教育が重要であると考える．

アートメイクで使用する器具について

アートメイクは針を用いて色素を皮膚に注入するため，色素，針などが必要となる．加えてデザインのための道具，麻酔薬などが必要となる．デザインのための道具，麻酔薬などについての説明は誌面の都合上，今回は割愛する．

自身は，アートメイクに用いる色素や針は，Biotouch社[2]，Amiea社[3]，BOMTECH社[4]などのものを用いている．現在日本国内で承認品として販売されているものはなく，個人輸入代行業者を通じて入手している(図1)．色素に関して一部国内で製造販売されているものもある[5](図2)．色素の安全性に関して議論はあるが，これまで長年にわたりエステサロン等を中心に行われてきたアートメイク施術の中で，大きな副作用の報告が少ないことを拠り所にしていると考えている．今後，承認を受けた色素による施術ができるようになることが望まれるが，そのハードルは高い．

---

* Kensaku OKI, 〒261-0021　千葉市美浜区ひび野2-3　アパホテルアンドリゾート東京ベイ幕張2階　肌と歯のクリニック東京ベイ幕張，院長

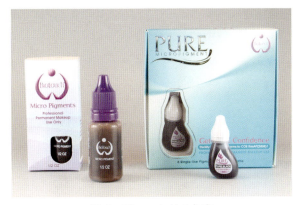

図1. Biotouch社の色素
ボトルタイプとなっており，1本のボトルから少量を出し使用する．今後1回使い切りのものになることが期待される．

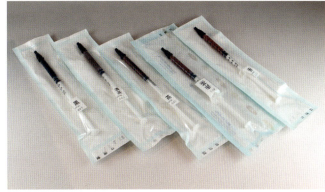

図2. 株式会社深谷（国産の色素）
安全性を重視して作られた国産の色素．今後色の種類が増え，発色が改善されることを期待する．

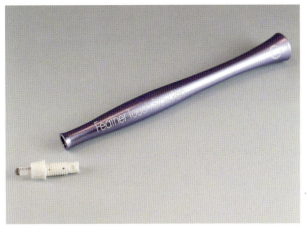

図3. 手彫り用の器具（Biotouch社の3D（Microblading technique）用のもの）
ハンドル部は滅菌して再使用する．針は数種類あり，使い捨てとなっている．
（参考：http://www.biotouch.com/Feather-Touch-Kit）

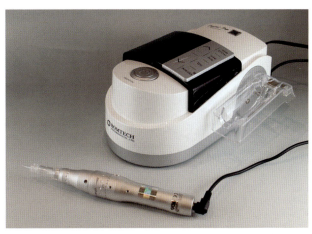

図4. 機械彫り用の器具（BOMTECH社のもの）
ハンドピース部はガス滅菌し使用している．先端の針のカートリッジは使い捨てとなっている．針は1本，3本をはじめ10種類以上ある．
（参考：http://www.bomtech.net/japanese/product212.html?cate=product212）

　アートメイクで使用される針について解説する．アートメイクの施術の方法は手彫り（図3），機械彫り（図4）の2つの方法がある．手彫りの場合，針が何本か束ねられたものを使用し，手を動かし1針1針皮膚に色素を入れていくのに対し，機械彫りの場合，針が電動で上下移動しながら皮膚に色素を入れていく．針は様々な形状のものある．最初は1本針，3本針などを使用し，慣れてきたところで別の針を使用してみるとよいと考える．

　手彫り，機械彫りのそれぞれに良い点，悪い点があり，どちらが良いというわけではなく，施術者の表現方法に合わせて選択する必要があると考える．

眉のアートメイク

　眉のアートメイクは，スポーツで汗をかいても眉のメイクが維持されることを望む患者や，眉毛を描くことが苦手な患者に対して行われている．眉毛が薄くなってきた中高年女性を中心に行われているが，円形脱毛症の患者[6]や，抗がん剤投与後の患者に対しても行われている．他のアートメ

表 1. 眉アートメイク施術法

- グラデーション眉，パウダー眉（Shading technique, Powder technique）
  眉の輪郭の内側をパウダーで化粧したように塗りつぶす技法
  眉頭から眉尻にかけて徐々に濃くなるようにグラデーションをつける
- 刺繍眉，3D（Hair line stroke technique, Microblading technique）
  手彫りで1本1本眉毛を描く技法
- 4D
  グラデーションと3Dを組み合わせた技法

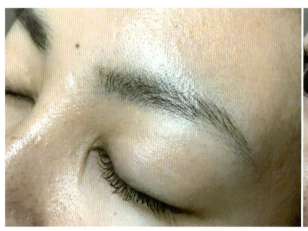
a．施術前

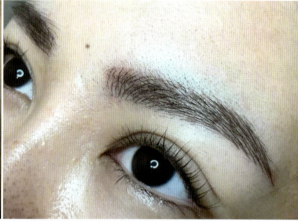
b．施術後

図 5．眉アートメイク症例
BIOTOUCH社インストラクターによる眉アートメイク．毛流を考えたmicroblading technique
を用いた症例（女性医療クリニックLUNA横浜元町　橋本おりえインストラクター提供）

イクの施術とくらべ，眉のアートメイクはデザインの要素が大きい．眉のデザインは時代による変化も大きい．患者の希望をデザインに反映させることは当然であるが，流行の変化に対応できる形とする配慮が施術者に必要であると考える．眉のアートメイクは，施術後の色の変化がある．アートメイク施術後，長期間経過した患者の眉を見ると，赤やグレー色に変化していることが多い．薄い茶系の色素で施術されたものは赤く変化することが多く，黒色に近い色素で施術されたものはグレー色に変化していることが多い．自身は色の変化の少ないカーキ色，オリーブ色などの色素を用いて施術することが多い．

眉のアートメイクの除去を希望される方は少なくない．しかしながら色により除去が思う以上に困難であることも少なくない．近年ではピコ秒レーザーの出現により，以前より赤などの色素の除去ができるようになってきたものの，簡単に除去ができるとは言い難い．そのため眉のアートメ

イクの施術で大事なことは，常に控えめに行うことであると考えている．アートメイクで足りない部分を足すことは簡単であるが，過剰な施術を修正することは難しく，かなりの時間を要するからである．

施術の際には，必ず座位でデザインをし，できる限り計測を行うようにしている．アートメイクの2回目の施術は，前回の施術から1か月を経過したところで行っている．1回目の施術後，化粧をする際に足りない部分がどこかを，患者に確認してもらうよう指導している．この作業は2回目施術の際のデザインに有用である．通常2～3回に分け施術を行っているが，徐々に形を作っていくことにより，患者と施術者のイメージのミスマッチを回避することができると考えている．

他の部位と比べると，眉のアートメイクの施術法にはバリエーションが多い．眉のアートメイクの施術法として，グラデーション眉，パウダー眉，刺繍眉，3D，4Dなどがある．定義は乱れており，

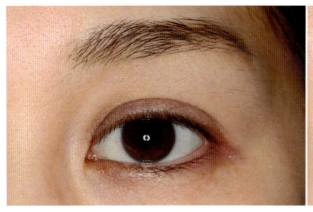
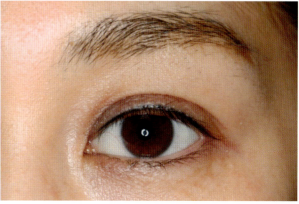

a．施術前　　　　　　　　　　　　　　　　b．施術後

図 6．アイライン症例

6D などの表現もあるが詳細はわからない．

　眉のアートメイクを行う前の診査として，眉毛挙上癖や，眉の中のシミの有無などの評価を行っている．眼瞼下垂症による眉毛挙上癖が認められる場合，アートメイク施術前に眼瞼下垂症手術を行うこともある．また眉の中にシミなどがある場合，事前にレーザー等で除去した後にアートメイクの施術を行っている．アートメイクの施術後，シミだけをレーザーで除去することはできないからである．修正に関して，レーザーによる除去や，眉毛下皮膚切除術に準じた除去に加えて，アートメイクの施術を行う場合もあり，医療機関でアートメイクを行うようになり，解決ができるようになったこともあると考える．

アイラインのアートメイク

　まぶたのたるみ，老眼などが原因で上手くアイラインを描くことができない患者などを中心に，アイラインのアートメイクを行っている．アイラインも眉同様控えめの施術を心がけている．まつ毛を濃く見せる（Eyelash enhancement）という考えのもと，目の際でまつ毛の間を埋める形で施術を行っている．その後の流行などを考えると，外眼角部より外側に過剰に伸ばすデザインは慎むべきであると考える．アイライン施術の際には，施術部位に疣贅などがないかをチェックする．必要があれば事前に除去した上で，アートメイクの施術を行う．気づかずにアイラインの施術を行うことにより，にじみの原因となる可能性があると考

えている．

　自身は，下眼瞼アイラインのアートメイクは基本的に行っていない．老化により下眼瞼が少し外反気味となり，結膜部が見えてくることがあるが，その結膜部がアイラインにより強調されて見えることがあるためである．一重の患者で，太くしないとアイラインが見えないと訴える患者もいるが，重瞼術などを行ったのちにアイラインの施術を行うことをすすめている．アイラインを太く入れられた患者に対し重瞼術を行うと，アイラインが太く見え，レーザーによる除去が必要となることがある．

　施術に関して，表面麻酔のみで施術を行う施設も多いようであるが，自身は局所麻酔下で施術を行っている．局所麻酔下での施術は，患者が動くことがないため，安全に治療が行える利点がある．また患者の流涙が少なくなり，痛みで目を強く閉じることもなくなるため，短時間で簡単に施術ができるという利点がある．施術後の腫れを軽減するため，35 G 針で，ごく少量の 2％E 入りキシロカインで麻酔を行っている．麻酔が切れるのが早いため，慣れない間は片側ずつ施術を行うことをおすすめする．機械を用いて施術を行うが，針は 1 本針，3 本針，もしくはスロープ針などを用いている．ゆっくりとハンドピースを動かすことがコツであると考える．医療機関で行うことになり，痛みを軽減できるようになったことは患者にとって大きな利益であると考える．

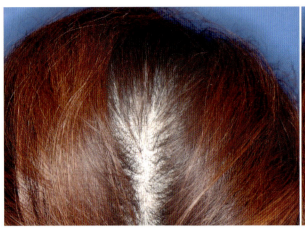 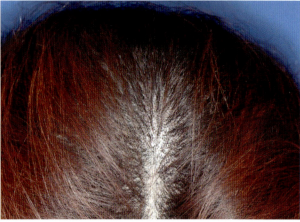

　　　　　a．施術前　　　　　　　　　　　　　　　　　　b．施術後
図 7．頭髪アートメイク(SMP)症例(45 歳，女性．FAGA(女性男性型脱毛症))
頭皮に点状に黒い点を付与することにより，地肌の透けが軽減したように見える．

頭皮へのアートメイク

　頭皮へのアートメイクは 2001 年 Traquina[7]による報告に始まり，現在，Scalp micropigmentation(SMP)として世界で広まっている．男性型脱毛症(AGA)，円形脱毛症，抗がん剤治療に伴う脱毛などに行われているが[8)〜10)]，植毛術との併用[11]などの報告もある．植毛術では，ドナー量による限界が問題になる場合があるが，その限界を補う目的で SMP が併用されている．SMP は，地肌の透けのカモフラージュや，ドナー部の瘢痕のカモフラージュに有用である．

　SMP は自毛植毛と比較すると，ダウンタイムがない，ドナーを必要としない，治療費が安価であることが利点となる．その欠点として，自毛が白髪になった際に，白髪を染めるなどの対応を考えなければならないこと，経過とともに色が薄くなるため，再度施術を行う必要があることが挙げられる．白髪を染めない場合，レーザーによってSMP による色素の除去を検討しなければならない可能性もある．

　SMP の施術は機械を用い，1 本針で点状に毛根を表現する形で施術を行うことが多いが，Microblading technique で短いラインとして施術を行う場合もある．浅すぎるとすぐ消えてしまい，深すぎるとにじむため，真皮浅層に色素を入れることを目標に施術を行う．手技として，詳細が記載されたものは見当たらないが，Youtube で Scalp micropigmentation と検索すると施術の動画を見ることができる．

　頭皮へのアートメイクは，患者の髪の悩みを解決する 1 つの手段として有用なものであると考えるが，将来的な色の変化を含め，長期的に経過を見る必要があると考える．

アートメイクの副作用・リスク

　アートメイクの副作用・リスクとして，内出血や腫れなどの他，感染，アレルギー反応，発癌性，MRI 時の火傷，デザインに対しての不満などがある[12)13)]．

1．感染について

　手術に準じた徹底的な清潔操作，滅菌器材・色素の使用で感染率を低くすることができる．万が一感染した場合でも，早めに対処できることは，医療機関で施術を行う利点であると考える．細菌が検出されている色素があるとの報告もあるため，色素の選択には注意が必要である[14]．

2．アレルギー反応について

　アレルギー反応は稀であるが，アレルギー性接触皮膚炎[15]や肉芽反応[16]の報告がある．黒色のインクは赤など他の色と比較するとアレルギーのリスクは低いと考えられている[15]．施術前に化粧品などに対してのアレルギーの確認や，必要であればパッチテストを行うなどの対策が考えられる．

治療としては，通常副腎皮質ステロイドの外用・局所注射・内服が行われる．奏効しない場合，レーザーによる除去や，切除による除去により治療が行われている[17]．

3．発癌性について

Tattoo ink に関して使用されている重金属，カーボンブラックなどの色素の発癌性や，その使用規制に関しての議論がある．現時点でアートメイク，刺青に使用されている色素による発癌の可能性は低いと考えられている[18]．

4．MRI 時の火傷について

一般的にMRIメーカーは，熱傷をきたすリスクがあるとして刺青・アートメイクに対するMRI検査を推奨していない．過去にアートメイク施術後のMRI検査時の熱傷報告はあるが，その頻度は極めて低い．Biotouch 社の色素に使用されている8種類の色素原料についてMRI検査時の温度上昇を行った実験で，軽度の温度上昇が検知されるのみであったとの報告がある[19]．MRI検査は比較的安全に受けることができると考えられているが，今後MRI検査を行う医療機関の理解を求めるための活動が必要であると考える．

5．デザインに対しての不満について

未熟な技術によるデザインの不満こそが，アートメイク最大のリスクであると考えている．控え目なデザインとし，複数回の施術で完成させることで，そのリスクを回避することができると考えている．メークアップアーティストとのコラボレーションが望ましいとする意見があるが，机上の空論に感じられる．施術前にデザインを行うが，実際に寸分違わずそのデザインのまま完成させることは極めて難しく，修正をしながら完成をさせる必要がある．施術者にデザインをする能力が備わっていないと，修正を行うことができない．また最初の段階で施術者自らがデザインを行うことで，左右対称にするための注意点を確認することができると考えている．自身は半年ほどメイクアップスクールに通い，メイクについて学ぶ機会を得た．デザインについての基礎を学ぶ意味

で有意義であったが，一般的なメイクで求められるものと，アートメイクで求められるものには差があると感じている．アートメイクで求められるものは，対称的で，控え目なものであると考えている．アートメイクの施術者は，デザインに関し適切なトレーニングを受けることが必須であると考える．

色素について

現在アートメイクで用いられている色素は，医師による個人輸入で手に入れているものであり，国内で承認を受けたものは存在しない．色素の主成分は，酸化鉄，酸化チタン，カーボンブラック，アゾ色素などである．アレルギーの観点からアゾ色素を使わないことが望ましいという考えのもと，酸化鉄とカーボンブラックを主成分にした製品が国内で作られている[5]．一方でアゾ色素なくしては，満足のいく色が出せないという問題がある．経験的に大きな問題が起きていないことを拠り所にし，発色の良いアゾ色素の入った製品を使うか，発色は悪いが安全性のより高い製品を使うかは施術者の判断に委ねられている．販売されている色素のほとんどは，必要量を出して使用するボトルタイプのものであるが，今後1回使い切りのタイプの製品が望まれる．現在，既存製品の承認を得るための活動が行われており，今後の進展が期待される．

アートメイクの教育の現状

アートメイクに関しての教科書はなく，医療従事者向けに行われているアートメイクスクールで学ぶことが一般的である．現在ではWEB等で，アートメイクの施術動画を見ることが簡単にできるため，目で見て学ぶことは容易になったように感じられる．検索に必要な技術用語さえわかっていれば，海外の施術なども容易に検索できる．そのため検索に必要な技術用語について，英語を併記するよう努めた．

日本でのアートメイクスクールは Bio Touch

Japan[2]，セミパーマネントメイクインターナショナルスクール[20]など複数あるが，エステ業界で長年培われてきた技術を医療従事者に継承していくために大きな役割を果たしている．Bio Touch Japan のスクーリングは，主に座学とマネキンでの実習であるが，現在は海外の技術者を招聘し教育を行うなどしている．セミパーマネントメイクインターナショナルスクールでは，卒後教育としてベルリンのカンファレンスへの参加も行っていた．日本語への同時通訳があり，有益であった．また別のアートメイクスクールでは台湾でmicroblading について学ぶ機会も得ることができた．

基本的な技術や概念は，座学やマネキンでの実習を通し学ぶことができる．しかし患者への施術を繰り返さないことには，技術の習得ができないことは，形成外科の他の手術と同様であり，ここにアートメイク教育の難しさがある．患者への施術を教育の中で十分に行うことが理想であるが，十分な対応は困難であり，現実的には施術を行いながら学ぶ必要があると考えられる．施術の中で生じた疑問を解決する上で，アートメイクスクールの卒後教育の果たす役割は大きい．Bio Touch Japan を例にとると，卒後教育の一環として行われている他のアートメイク技術者との交流は，施術の中で生じた疑問を解決するだけでなく，モチベーション維持に良い方向に働いているように感じられる．

アートメイクの問題点とこれから

① 看護師による施術が認められているのかどうか

厚生労働省への疑義照会によると，医師の監督下で看護師がアートメイクの施術を行うことは問題ない行為であると回答があるようであるが，正式な書面としては出ていない状況である．

② 色素の問題

現在アートメイクで用いられている色素は，医師による個人輸入で手に入れているものであり，国内で承認を受けたものは存在しない．またその安全性の拠り所は，エステなどの非医療機関で行われてきたアートメイクの実績であると考えている．現在，既存製品の承認を得るための活動や，国内製造製品の開発活動が行われており，今後の進展が期待される．

③ 教育について

アートメイクに関して，色素の安全性などに関しての論文はあるが，技術について詳細に記載されたものは見当たらない．現在Youtubeなどの動画サイトで施術を見ることができるが，それだけでスタートすることは現実的ではない．アートメイクスクールで学ぶことが最も早道であると考えるが，患者での施術をいかに教育に組み込むかは課題である．

最後に

これまでエステ機関で行われてきたアートメイクは，医療機関で行われるようになったが，その技術の発展は，エステ機関の努力の積み重ねによるものが大きい．エステ機関の技術の積み上げに感謝し，その技術を引き継いでいく責任が医療機関にあると考える．

参考文献

1) 医政医発第105号
https://www.mhlw.go.jp/web/t_doc?dataId=00ta6731&dataType=1&pageNo=1
2) Bio Touch Japan http://biotouchjapan.com/
3) Amiea https://amiea.com/en
4) Bomtech http://www.bomtech.net/japanese/product212.html?cate=product212
5) 深谷元継：アートメイク色素による接触皮膚炎とその対策─国産の安全な色素の開発について─．アレルギーの臨．37(10)：60-65，2017．
6) van der Velden, E. M., et al.：Dermatography as a new treatment for alopecia areata of the eyebrows. Int J Dermatol. 37(8)：617-621, 1998.
7) Traquina, A. C.：Micropigmentation as an adjuvant in cosmetic surgery of the scalp. Dermatol Surg. 27(2)：123-128, 2001.
8) Park, J. H., et al.：Micropigmentation：Camouflaging scalp alopecia and scars in Korean

patients. Aesthetic Plast Surg. **38**(1)：199-204, 2014.

9) Saed, S., et al.：Hair camouflage：A comprehensive review, Int J Women's Dermatol.(2016), http://dx.doi.org/10.1016/j.ijwd.2016.09.002

10) Rassman, W. R., et al.：Scalp micropigmentation：A concealer for hair and scalp deformities. J Clin Aesthet Dermatol. **8**(3)：35-42, 2015.

11) Rassman, W., et al.：Combining follicular unit extraction and scalp micropigmentation for the cosmetic treatment of alopecias. Plast Reconstr Surg Glob Open. **5**(11)：e1420, 2017.

12) Administration USFaD(2017) Think before you ink：are tattoos safe? https://www.fda.gov/consumers/consumer-up dates/think-you-ink-are-tattoos-safe

13) Serup, J., et al., eds：Tattooed Skin and Health. Curr Probl Dermatol. **48**：61-70, 2015.

14) Nho, S. W., et al.：Microbiological survey of commercial tattoo and permanent makeup inks available in the United States. J Appl Microbiol. **124**(5)：1294-1302, 2018.

15) Kaur, R. R., et al.：Cutaneous allergic reactions to tattoo ink. J Cosmet Dermatol. **8**：295-300, 2009.

16) Huisman, S., et al.：Granulomatous tattoo reactions in permanent makeup of the eyebrows. J Cosmet Dermatol. **18**：212-214, 2019.

17) 伊藤麻子，飯田典子：アートメイクしませんか？：医師がアートメイクを施術するにあたっての心構え．日本美容皮膚研究会雑誌．**8**(2)：56-61，2015

18) Kluger, N., Koljonen, V.：Tattoos, inks, and cancer. Lancet Oncol. **13**(4)：e161-e168, 2012.

19) 冨田祥一：乳輪乳頭部へのアートメイクの MRI 検査における安全性―第1報：retrospective な検討―．形成外科．**58**(5)：549-554，2015.

20) セミパーマネントメイクインターナショナルスクール https://topelegance.wixsite.com/artmake

Non-Surgical 美容医療 超実践講座

好評書籍

編著
宮田 成章
（みやた形成外科・
皮ふクリニック 院長）

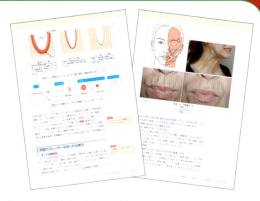

Non-Surgical 美容医療の基本の"キ"から、美容外科・美容皮膚科の領域で第一線を走る豪華執筆陣が行っている施術のコツまでを図総数 281 点、総頁数 400 頁にギッシリとつめこんだ，"超"実践講座！！

2017 年 7 月刊　B5 判　オールカラー
定価（本体価格 14,000 円＋税）

contents

Ⅰ　準備編
　Non-Surgical 美容医療を始めるにあたって
Ⅱ　総　論
　各種治療法総論
　疾患ごとの考え方
Ⅲ　各　論
　A　レーザーによる治療
　　炭酸ガスレーザー
　　Er：YAG レーザー
　　Q スイッチアレキサンドライトレーザー・
　　　ルビーレーザー
　　Q スイッチ Nd：YAG レーザー
　　光治療
　　ロングパルスアレキサンドライトレーザー／
　　　ロングパルス Nd：YAG レーザー
　　付記：カーボンピーリング
　　ロングパルス Nd：YAG レーザー
　　ダイオードレーザー
　　フラクショナルレーザーの基本原理と
　　　ノンアブレイティブフラクショナルレーザー
　　フラクショナル Er：YAG レーザー
　　フラクショナル炭酸ガスレーザー
　　ピコ秒レーザー
　B　高周波による治療
　　単極型高周波と高密度焦点式超音波治療
　　Radiative 式高周波
　C　ボツリヌス菌毒素による治療
　　ボツリヌス菌毒素による治療
　　ボツリヌス菌毒素の注射手技：Microbotox
　D　注入剤による治療
　　ヒアルロン酸・レディエッセの注入手技①
　　ヒアルロン酸の注入手技②
　　PRP（多血小板血漿）療法
　E　糸による治療
　　スレッドリフト
　F　スキンケアによる治療
　　薬剤の経皮導入：水光注射
　　薬剤の経皮導入：エレクトロポレーション
　　ケミカルピーリング、トレチノイン
　　　およびハイドロキノン
　　マイクロダーマブレーション：
　　　ダイヤモンドピーリング
　G　手術による治療
　　顔面の解剖と手術の概念
Ⅳ　経　営
　経営についての一般論・国内美容医療の状況

全日本病院出版会
〒113-0033　東京都文京区本郷 3-16-4　Tel：03-5689-5989
http://www.zenniti.com　　　　　　　　　Fax：03-5689-8030

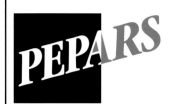

◆特集/毛の美容外科
Ⅱ. 脱 毛
蓄熱式脱毛レーザーでの軟毛化，疎毛化を利用した美容への応用

有川　公三*

Key Words：蓄熱式(accumulate heating method)，脱毛レーザー(hair removal laser)，多波長レーザー(Multiple Laser Wavelengths)，有川式軟毛化術®(Arikawa's soft haired technique®)，軟毛化術(forming soft-hair)，疎毛化術(forming sparse hair)

Abstract　蓄熱式脱毛レーザーは，ダイオードレーザー光が 2 cm^2 の口径から 10 Hz と高速で照射され，低出力，低ピークパワーでありながら，ハンドピースを動かして照射する in motion™ を用いることによって高アベレージパワーでの照射を可能とする画期的なレーザー機器である．蓄熱式・単発式照射と，フェイシャルチップを用いて，「毛の残し方」を調節する有川式軟毛化術®は，様々な毛の悩みを解決している．
　必要な毛の質を変化させ，より美しく見せることは新たな美容のニーズである．

はじめに

　発毛で薄毛の悩みを解決し若々しさを取り戻すことと，不必要な毛を脱毛することはどちらも肉体精神的苦痛から解放される施術である．

　これまで脱毛術は第二次性徴期を終えた年齢層の，いわゆる「ムダ毛」に対する施術が主であったが，疾患予防対策としてアスリート脱毛・介護脱毛・衛生脱毛があり，美容としてアンチエイジング脱毛・ウェルエイジング脱毛など，理由は多岐にわたる．また最近では水泳やバレエなどの習い事で多毛や剛毛を本人が気にして，あるいは周囲からのいじめ対策を理由に，脱毛を希望する年齢が年々下がる傾向にあると感じる．

　通常，脱毛レーザー術では毛質が徐々に軟毛化し疎毛となり脱毛に至るまで施術するが，筆者は「抜く」レーザー脱毛術とは別に，硬毛が施術中に軟毛化する過程を利用して「毛の残し方」を調整する有川式軟毛化術®も行っている．本稿では，当院で採用している蓄熱式脱毛レーザー術から得た経験を元に，生え際の軟毛化術と剛毛部の疎毛化術に関し述べる．必要な毛の質を変化させより美しく見せることは新たな美容のニーズである．

蓄熱式脱毛レーザー

　12 年前に開発された蓄熱式脱毛レーザーは，ダイオードレーザー光が 2 cm^2 の口径から 10 Hz と高速で照射され，低出力，低ピークパワーでありながら，ハンドピースを動かして照射する in motion™ を用いることによって高アベレージパワーでの照射を可能とした．

　毛包器官そのものをターゲットとするためスキンタイプを選ばず[1]，施術時の疼痛や熱傷などの問題も克服し[2]，施術時間，期間が短く，少ない回数で終了する，他のレーザー機器とは一線を画す存在となった．

　現在の 3 世代目の機器は，755 nm，810 nm，1064 nm の 3 波長が同時照射できる多波長レー

---

* Kozo ARIKAWA，〒162-0825 東京都新宿区神楽坂 6-8 文悠ビル 2 階　有川スキンクリニック，副院長

ザーへと進化している．プロトコルは1ユニット300 cm²に対して10 J/cm²，トータルエネルギー16 kJ を照射する．

軟毛化と疎毛化とは

軟毛化とは，毛の1本1本が細くかつ，長く伸びなくなった状態である．また疎毛化は，軟毛化しかつ毛の密度が減った状態を示す．

蓄熱式脱毛レーザーにおける軟毛化疎毛化の現象については，毛周期が短くなったためか，毛自体が小型化したためか，その機序は解明できていない．

毛の構造上では幹細胞より分化した細胞や生物学的調節因子が毛乳頭への移動を平滑に行い，血流増加を担うのに外毛根鞘が重要であることが解明されており[3]，蓄熱式レーザーによる毛質の変化は，外毛根鞘を熱変性させることで脱毛することから外毛根鞘がこの現象に関与していることが推察される．

軟毛化，疎毛化の適応部位と対象年齢

軟毛化術が可能な部位は，髪の生え際や，第二次性徴後に生える腋毛・陰毛，胸腹部の剛毛である．疎毛化施術が可能部位は四肢の剛毛である．脱毛時にまばらに抜けていく男性の髭や眉毛には応用できない．対象者は毛質の悩み，スタイリングやグルーミングにかかる手間を減らしたい人や，ファッションとして生え際を綺麗に魅せたい，疎毛にしたいなどの悩みを持つ人である[4]．ただし第二次性徴が終了していることを基本条件としている．

施術の実際

1．局所麻酔

蓄熱式脱毛の場合，麻酔をすると，疼痛閾値を超えたフルエンスで照射してしまう恐れが生じ，その結果，熱傷を起こす可能性があるため全て無麻酔で行う．痛みを感じない程度のフルエンス設定でモジュールを動かすインモーションで照射

し，疼痛を感じた場合は別ユニットを照射する．

2．デザイン

生え際のデザインは本人希望に沿うが，個人に合ったバランスがあるので，毛流等を観察し不自然な形にならないよう施術毎に写真を記録し話し合いながらラインを決め，毛の太さにグラデーションをつけていく．疎毛化は，蓄熱式レーザー脱毛のプロトコルに従い照射するが，3回前後施術した後は，部位によって異なる毛周期を見計らい照射期間を空けて照射を継続するかを決めている．

3．蓄熱式・単発式スタック照射・フェイシャルチップを併用したコンビネーション法

筆者はなるべく痛みを感じさせないコンセプトの元に施術している．蓄熱式照射の場合，プロトコルの1ユニットに照射するトータルエネルギーは同じであれば，施術時間は長くなるが痛みの少ない出力に調節して施術する．個人の痛みの閾値の違い，部位やその時の体調により痛みの感じ方は変わるので施術毎に出力は調節する．実際，蓄熱式の場合，疼痛を感じた出力より 1~2 J/cm² 下げて in motion™ で照射する．

単発式照射やフェイシャルチップを用いた場合も同様に，疼痛を感じた出力より 1~2 J/cm² 下げて2スタック照射を2~3パス行う．

仕上げとして生え際の不要な毛は拡大鏡で確認しながらフェイシャルチップで照射する．日焼け，皮膚炎症状，アトピー性皮膚炎が存在する場合でも同様に行う．

合併症とその対策

1．熱傷

施術中の患者への声がけ，エンドポイントの見極め，照射後に保湿することで熱傷は防げる．抜毛している場合，目に見えていない皮下で発毛している毛に過剰反応しエンドポイントを見誤ることがあるので，抜毛は中止させ1,2か月経過してから照射を開始する．熱傷が起こった場合は熱傷の治療に準ずる．

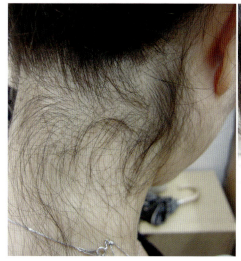
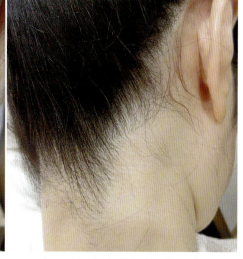

a．施術前　　　　　　　　　　b．月1回6回施術終了後，1年
図 1. 症例 1

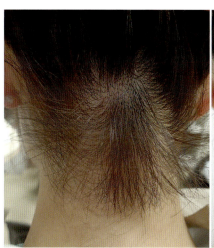
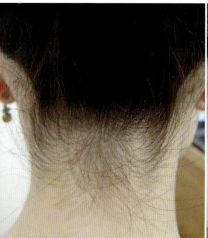
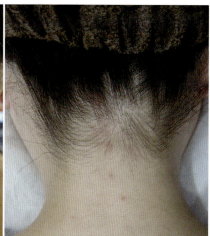

a．施術前．　　　　b．月1回3回施術終了後，1か月　　　c．月1回，4回施術終了後，1か月
図 2. 症例 2

2．毛穴に一致した膨疹

照射後，ジェルをつけたまま白い紙シーツで覆い保湿する．施術終了後も症状が改善しない時はストロングクラスのステロイド軟膏を処方し塗布を指示する．

3．毛囊炎

男性の髭脱毛後に生じやすい．抗生剤含有ステロイド軟膏を処方し塗布を指示する．

4．硬毛化

硬毛化は臨床的にケロイドが発生する部位と一致することが多い．頸部より頭側ではうなじ・もみあげ，下顎にかけて硬毛化が起きやすいので注意する．詳細は不明だが，日常的に動かし皮膚の伸展収縮の刺激が繰り返されるからではと考えている．対策としては，照射期間をけて蓄熱式と単発式スタック照射をコンビネーションする．

有川式軟毛化術® による症例の実際

症例 1：55歳，女性

和装時うなじの生え際の乱れを気にしていた．グラデーションをつけて二股襟足に整えた(図1)．

症例 2：18歳，女性

ポニーテールがうまくまとまらないことが悩みであった．軟毛化していく経過がわかる(図2)．

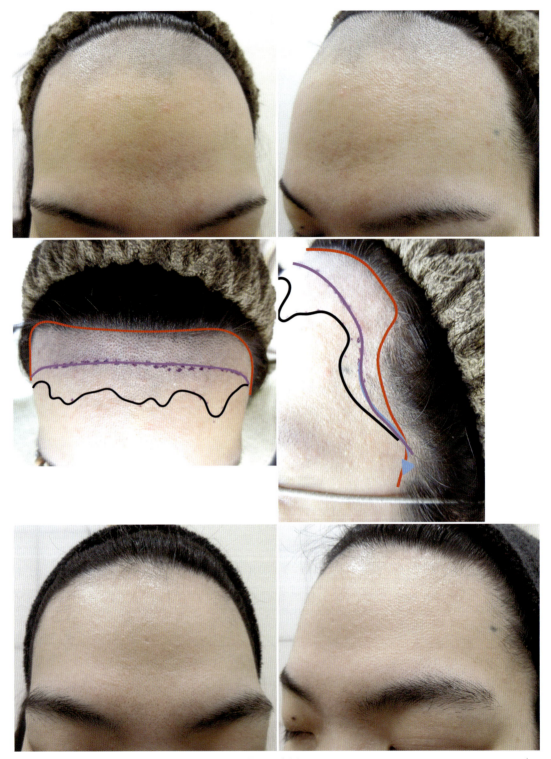

図 3. 症例 3

a：施術前正面
b：施術前左斜位
c：デザイン正面
d：デザイン左斜位．元来の生え際は黒線，自分で剃毛したラインは赤線，デザインし直したラインは紫線
e：正面．月1回5回施術終了後，3か月
f：左斜位．月1回5回施術終了後，3か月

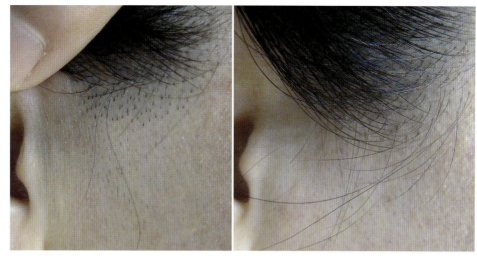

図 4.
症例 4
　a：施術前
　b：月 1 回 3 回施術終了後，1 か月

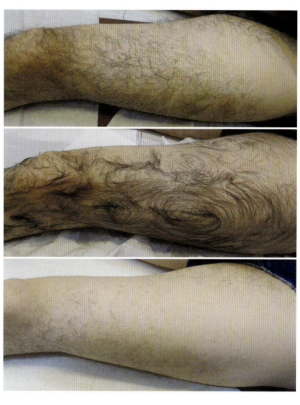

図 5.
症例 5
　a：左大腿部施術前
　b：剃毛せず照射直後．毛がインモーションの軌跡を描いている．
　c：月 1 回 3 回施術終了後，1 か月

症例 3：28 歳，女性

額の蛇行した生え際，額の狭さ，スタイリング困難が悩みであった．自分で希望のラインまで剃毛していた．生え際の位置を頭側へ移動しつつ蛇行した生え際に丸みを帯びさせ，大顔とならないよう皮膚面積とのバランスを図りデザインし，産毛・中間毛・髪の毛へとグラデーションをつけ新しい生え際を形成した．こめかみは毛流を観察し，本人の希望と自然な流れになる合点を探しデザインを決めた(図 3)．

症例 4：35 歳，女性

他院でレーザー脱毛術を受け，もみあげから下顎角部まで硬毛化していた．硬毛化した部位の脱毛と同時にもみあげの生え際を軟毛化させ，耳に髪をかけた時に自然な S 字になるように形成した(図 4)．

症例 5：34 歳，男性

両上下肢が剛毛で，衛生的に見た目の印象を気にしていた．脱毛ではなく，全体的に毛足を短く密度を減らす疎毛化術を提案した．疎毛化の程度

をみるため剃毛せず照射するのがポイントである（図5）.

まとめ

蓄熱式脱毛レーザーで，筆者が行っている有川式軟毛化術®の実際について述べた．今までのレーザー脱毛術は「毛を抜く」ことを重視した施術だったが，「毛の残し方」を調節することで，より自然で衛生的な「見た目」への美容医療に貢献できると思われる.

参考文献

1) Royo, J., et al.：Six month follow up multicenter prospective study of 368 patients, phototypes Ⅲ to V, on epilation efficacy using an 810 nm diode laser at low fluence. Lasers Med Sci. **26**：247-255, 2011.

2) Royo, J., et al.：Clinical assessment of a new 755 nm diode laser for hair removal：Efficacy, safety and practicality in 56 patients. Lasers Surg Med. **49**(4)：355-360, 2017.

3) Yano, K., et al.：Control of hair growth and follicle size by VEGF-mediated angiogenesis. J Clin Invest. **107**(4)：409-417, 2001.
   Summary 外毛根鞘から分泌されるVEGFが毛包，毛の成長に重要である記載した論文.

4) 有川公三：Ⅲ．各論 A．レーザーによる治療 ダイオードレーザー．Non-Surgical美容医療超実践講座．宮田成章編．162-177，全日本病院出版会，2017.
   Summary 蓄熱式脱毛の総説が掲載されている教科書.

◆特集/毛の美容外科
Ⅱ．脱　毛
絶縁針脱毛（絶縁針電気凝固脱毛）

石川　修一*

Key Words：永久脱毛(permanent hair removal)，絶縁針脱毛(insulated needle epilation)，絶縁針電気凝固法(insulation needle electrocoagulation method)，レーザー脱毛後の多毛化と硬毛化(hairy & hardening hair after laser hair removal)，母斑脱毛(nevus epilation)

Abstract　永久脱毛術には大きく分けて 2 種類の方法がある．針脱毛術とレーザー脱毛術である．針脱毛としては，絶縁針脱毛術（絶縁針電気凝固脱毛）が主流で，最近はこの原理を応用して，腋の汗腺を焼灼する方法のアポクリン腺凝固法やエクリン腺凝固法，鼻や顔の皮脂腺を焼灼する皮脂腺凝固法，あるいはその応用として，腋の毛をレーザー脱毛した後で汗や皮脂が減少せず，しかし手術は希望しないという患者に対しての毛穴凝固法などへ広がりをみせている．
　レーザー脱毛術で硬毛化したり，白髪・軟毛・母斑の中の毛などによい結果が得られなくても，絶縁針脱毛術では直接絶縁針で毛根のみを焼灼・凝固することで良好な結果が得られる．ここでは絶縁針脱毛術のみを解説する．

何故，今針脱毛なのか

　近年，レーザー脱毛が台頭してきたため，針脱毛の代表格の絶縁針脱毛が廃れるかにみえた．しかしながら，レーザー脱毛により生じた硬毛化・多毛化への対策や，レーザー脱毛は白毛・産毛・金髪，母斑の中の毛，男性陰部の陰茎・陰嚢，または肛門周囲での効果が低いことから，絶縁針脱毛が見直されつつある．レーザー脱毛術には失明の危険により瞼周囲に施術できないなど，毛の質により施術できない場所やできない毛はあるが，絶縁針脱毛術では治療できない部位や毛質はなく，形を作る眉脱毛や瞼も可能である．当然ながら永久脱毛は医師または医師の監督下で看護師のみが許される行為である．
　形成外科医であれば，数週間の練習で確実性とスピードが出てきたら患者に施術することができ

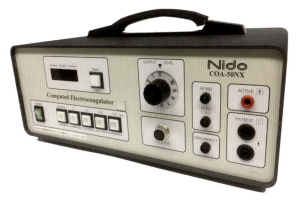

図 1．COA-50NX（株式会社ニドー）

る．その上で看護師に指導するとよいかと思われる．看護師であれば患者に施術できるようになるまで，少なくとも約 3 か月はかかると思われる．
　絶縁針脱毛に使用する機械は多くの施設がHR-5000 という機種を使用していたが，廃版になり，現在は「株式会社ニドー」から出ている「COA-50NX」という新型器と絶縁針が使用されている（図 1）．正しく絶縁針脱毛術を行い，トラブルを避けるためには，機械の選択，絶縁針の選択，通

---

* Shuichi ISHIKAWA，〒169-0072　東京都新宿区大久保 2-4-12 新宿ラムダックスビル 8 階　リゼクリニック/北里大学医学部形成外科・美容外科，非常勤講師

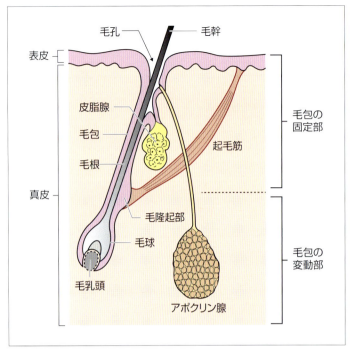

図 2. 毛および毛嚢（毛包）の構造

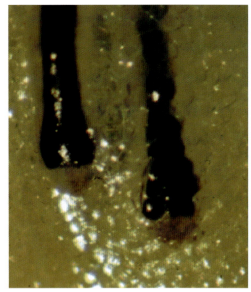

図 3. 頭部の成長期の毛乳頭部の実態顕微鏡写真

電時間の設定，脱毛手技の色々な方法を熟知することが必要である．この稿よりもっと詳しく知りたい方は是非，日本医学脱毛学会に入会し，脱毛術の研鑽をしていただきたい．

絶縁針脱毛術の原理

1．皮膚の解剖（毛嚢脂腺系）

毛を中心とした組織は1つの単位をなし毛嚢脂腺系と呼ばれる．毛嚢脂腺系には毛根およびその周囲の毛嚢（毛包），皮脂腺，アポクリン腺が含まれる．

2．毛および毛嚢（毛包）の構造（図2）

毛の皮膚面より上の部分を毛幹と呼び，皮膚の中の部分を毛根と呼ぶ．毛根の最下端は球状にふくれて毛球となり，毛球の中に毛乳頭がある．毛乳頭は毛髪の発生，成長の源になり，毛母の働きを司る．それゆえ，毛乳頭および周辺の働きが失われない限り，毛を抜いても毛は再生される．永久的な脱毛を行うには，この部分を電気凝固またはレーザー光によって破壊することが必要となる．

毛嚢（毛包）は毛を包むもので皮膚の表皮や一部は真皮である．毛が皮膚から出てくる部分を毛孔と呼ぶが，その部位は漏斗状に開き毛漏斗と呼ぶ．アポクリン腺は毛漏斗部に開口しており，アポクリン腺開口部の更に下に皮脂腺開口部があり，この皮脂腺開口部あたりが毛漏斗の一番下端となる．皮脂腺の下方の毛包に起毛筋が付着している．この起毛筋が付着する毛包部を毛隆起部と呼ぶ．交感神経が刺激されると起毛筋が刺激され毛が立つ．毛隆起部までの毛包は毛のサイクルにより長さが変わらないので固定部と呼ばれる．これに対して，毛隆起部よりも深い部分の毛包は毛のサイクルにより長さが変化するので，変動部と呼ばれる．図3に頭部の成長期の毛乳頭部の実体顕微鏡写真を示す．

3．毛の成長と毛周期

毛は周期をもって断続的に成長する．すなわち成長期（anagen），退行期（移行期）（catagen），休止期（telogen）の3期に分けられる（図4）．いわゆる，毛の生え変わりである．

毛乳頭，毛球部の細胞活動が活発で毛がどんどん成長する時期が成長期で，毛包部も長くなり，大きな成長期毛包では真皮を貫いて脂肪組織内まで伸長する．毛の1日の成長は平均0.4 mmで，

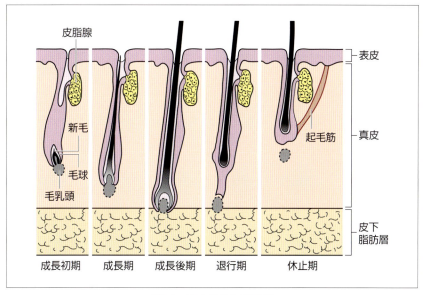

図 4. 毛の成長と毛周期

毛の成長期は部位，年齢や個人により差があるが，頭髪は約 2～6 年，陰毛は約 1～2 年，下腿毛は約 5 か月，前腕毛は約 3 か月と言われている．成長期ののち，毛は退行期に入るが，退行期は 2～3 週とされている．起毛筋起始部の下まで毛根鞘が短縮した後，休止期に入る．休止期毛包は，成長期毛包の約 1/2 の長さで，毛乳頭は毛包下端より離れて存在している．休止期の長さは部位を問わず一定で約 3 か月と考えられている．腋毛の絶縁針脱毛での統計では，休止期は約 70％で，見えている成長期毛および退行期毛を含む可視毛は約 30％であり，休止期の期間のばらつきも多いが，約 10 か月でほとんどが成長期に移行する．休止期の短い毛は棍毛（club hair）と呼ばれ先端が丸く，引っ張ると容易に抜ける．

絶縁針脱毛では見えている毛だけ（可視毛）を処理するため，自己処理をしてない患者に対し 2 か月に 1 回のペースにて 6 回 10 か月で，ほぼ 95％（退行期，休止期も含めて）は減毛できることになる．毛根の焼き損じを含めてこの程度の効果がなければ，行っている脱毛方法では限界であるということになり，その時はその脱毛方法（各種のレーザー脱毛など）は止めて，絶縁針脱毛術に切り替えた方がよいことになる．

絶縁針脱毛術について

従来の非絶縁針による電気凝固術の最大の欠点は，毛球部・毛乳頭を電気的に破壊しようとすると，皮膚表面まで焼けてしまう点であった．今でも，形成外科では小耳症の術後の頭皮皮弁に対して永久脱毛を行うために非絶縁針による電気凝固術が行われている可能性がある．

この点を改良したのが絶縁針脱毛術であり，この針の使用により，皮膚表面はきれいなまま，皮内にある毛球部・毛乳頭部を選択的に電気凝固破壊することが可能になった．図 5 に刺身での実験を示す．図 6 で説明する通り，白く変性しているところが焼灼されているところで，絶縁針の方は皮膚表面にあたるところは焼灼されず，疼痛も軽減される．

1．絶縁針の構造と分類

脱毛術において，絶縁針の選択は最も重要であり，現在，針の太さおよび長さにより約 40 種類の絶縁針がある．太さによる分類は以下である．

U 型：直径　0.11 mm
S 型：直径　0.15 mm
L 型：直径　0.19 mm
C(K)型：直径　0.23 mm

K 型針は C 型針よりも針の先端を鋭く皮膚に刺

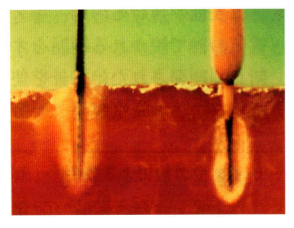

図 5.
非絶縁針と絶縁針を用いた刺身での実験
左：絶縁されていない針
右：絶縁針
非絶縁針では表面が白く変性し，皮膚表面にあたるところが焼灼されることがわかる．一方絶縁針では皮膚表面にあたるところは変性していない．

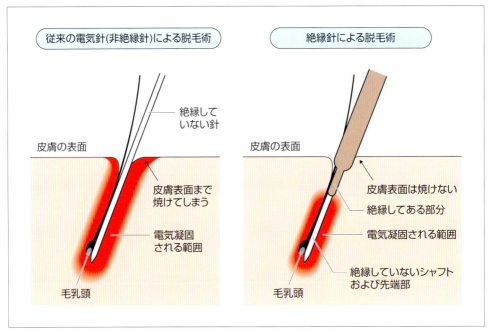

図 6. 非絶縁針脱毛と絶縁針脱毛の違い

すことが可能であるが，通常の脱毛ではＣ型針を使い毛穴に挿入する感覚で使用する．ここでは脱毛用途のみ説明する．

Ｓ型針（Ｕ型針）は，麻酔を用いない氷冷却法脱毛術のために開発されたものであるが，現在は軟毛を中心に使用されている．腋窩部など限られた範囲を局所麻酔下に脱毛する場合は，Ｃ型針を使用することが多い．次に，皮内に挿入される部分と絶縁部分の長さの違いにより針の名称を分類している．例えば「S4015」針とは，Ｓ型の直径で皮内に 4.0 mm 刺入され，そのうち基部の 1.5 mm が絶縁されている針で先の 2.5 mm が焼灼されることを意味している．

2．医療行為である認識と感染症対策
A．感染症対策について

永久脱毛は絶縁針脱毛もレーザー脱毛も医療行為であり，感染対策は絶縁針脱毛だけでなく，レーザー脱毛でも必要である．針は挿入するので感染をイメージしやすいが，レーザーでも時々ポップアップ様に毛が飛び出してくることがある．照射時，毛穴に一致して創があるので，感染の可能性があるということである．

B．術前検査について

術前採血での感染症のチェックは，絶縁針脱毛・レーザー脱毛ともども必要で，Ｂ型およびＣ型肝炎，梅毒，HIV，ATLA などの感染の有無を

検査で確認する必要がある.

C．感染症があった場合

医療機関ごとの判断ではあるが，必要に応じて絶縁針脱毛を断る場合もあってもよいと思われる．施術を受ける時はそれなりの注意と術前・術後の消毒が必要であろう.

D．感染対策について

絶縁針を本人専用にして，さらに絶縁針の消毒，機械の消毒（コード・ホルダーの消毒）を行う．レーザー脱毛の場合はダイオードレーザー系の接触型であれば，ラップで包んで毎回捨てるなどで対応できる.

絶縁針脱毛の入門編の下肢での諸注意

部位により手技が多少異なるが，基本的に練習しやすい下肢の絶縁針脱毛について説明する.

1．下肢の特徴

①毛の休止期は3〜4か月，成長期は4〜6か月
②毛流方向はほぼ一定である.
③下腿部（特に外側）の場合，毛根傾斜は20〜30°と，かなり小さいことを念頭に置く.
④比較的痛みを強く感じる場所は，膝頭，足関節部近く，脛骨直上部である.
⑤膝頭部は皮膚が硬く，毛流方向も定め難い.
⑥大腿部は下腿部よりも毛根が短めで皮膚の弾力も大きい.
⑦足背，足趾は皮膚の直下に骨があり，毛根が短い.

2．脱毛術の実際

①可能であれば使い捨ての手袋をして操作をする．対極板は脱毛部位直下に置く.
②下腿の場合，脱毛範囲が長いので適宜ライトを移動して，常に明るい中で施術できるように心掛ける.
③脱毛開始直後は，数秒の氷冷却（水で作成のアイスパックのみ）と毛1本に対する通電を交互に施術していくが，次第に皮膚温が下がっていくので脱毛数を2本，3本と増やしていく．ただし，足首などの痛みの強い場所は1本ずつ脱

毛する．リズミカルに行うと10分位で痛みが楽になる.
④脱毛中術者は毛流に合わせて，座る位置を適宜考慮して施術する.
⑤内側，外側の脱毛に関しては，側臥位をとり脱毛面を上に向ける.
⑥膝頭部は，膝直下に枕などを置き十分に皮膚を伸ばして脱毛する.

3．実　技

A．鑷子とホルダーの持ち方

①両手にボールを軽く握るような形
②ホルダーと鑷子は両手で筆を持つようにして，軽く3本の指で持つ．軽く持つことで毛穴に針が入った感覚が得られ，針を曲げずに毛根に挿入できるようになる.
③刺す感じではなく，あくまでも挿入感覚を養うことが大切である.
④中指と薬指は一緒に動かないようにし，手を薬指と小指で支えるようにするイメージで行う．手首は浮かし気味にする.
⑤さらに薬指と小指で支え，皮膚の伸展をする．部位により，両手で伸展を行うので，楽な下肢で慣れておく.
⑥手首を支点にするのではなく，薬指と小指を支点にして肘から手先までを一塊に前腕を動かして，毛孔および針に対して平行に動かす．手関節を軸に回転しないことと手首で手を支えないことが重要である.

B．絶縁針をいかに長持ちさせるか

①細い針の絶縁部は剝離しやすく，太い針は剝離し難い．したがってC型やL型よりもUやS型の針の方が一般的に剝離しやすい．このような針の絶縁部本来の性質を念頭に置く．太めの針を使用して通電時間を短くすることで，皮膚の痛みと針の絶縁部の劣化の軽減にもなる.
②通電強度ダイアルを有効最小目盛りとする．例えば，HR-5000（COA-50NX）型では，氷冷却法の時の有効最小目盛りは5〜6である．強度ダイアル6で脱毛中に絶縁部がとれやすいと感じた

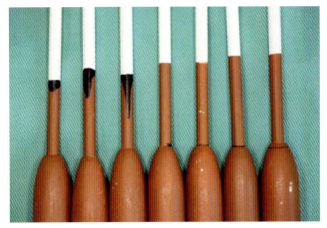

図 7. 絶縁が剥離した状態の模型
左 3 本の黒い部分が絶縁が剥離した部分

時は，5.5 ないしは 5 に弱める．ダイアルを 7,
8，9 と上げるに従って，絶縁部もとれやすくな
る．ただし，局所麻酔を施行した場合は通電効
果が弱まるため，ダイアルを 7(時に 8)と強くす
る．
③局所麻酔する場合，麻酔量は必要最小限に抑え
る．麻酔液を多量に使用した場合，それだけ電
気凝固が弱められるので，通電時間・通電強度
ともに上げなければならない．結果として針の
絶縁部にも影響を与えることになるのである．
局麻を行わない場合は，L 針か C 針の太めで挿
入できれば，1/2 秒，1/4 秒と短い時間にすると
皮膚の痛みも軽減する．
④針を刺入する際は，左手または両手の指で皮膚
を押し広げ，皮膚を緊張させながら伸展し，正
確に毛穴から毛根に沿って毛包内に軽くスムー
ズに挿入する．特に U・S タイプの針使用時は
大切である．瘢痕部や膝頭などの硬い皮膚での
脱毛は絶縁がとれやすい．十分皮膚を緊張させ
毛穴を開き，針をスムーズに抵抗なく挿入させ
ることが，絶縁を長持ちさせる方法である．
⑤針の絶縁部が皮膚に刺入されたら，それ以上は
押し込まずに皮膚が平らな状態で通電する．刺
入部皮膚がへこむように針を押し込み通電する
と，針の基部に力が強く加わるため針基部の絶
縁剥離が早まる．
⑥脱毛中，針の非絶縁部に凝固物が付着したら，
すぐに拭き取るようにする．これは通電効果に

も影響するので大切である．図 7 の模型は絶縁
が剥離した状態を示した例である．絶縁の状態
を脱毛中に把握していることは非常に重要であ
るので，針の付着物を酒精綿で拭き取る際には
拡大鏡で絶縁の状態を常に確認しなくてはなら
ない．そのためには，剥離のパターンを理解し
ておくことが重要である．焼灼が正しくでき，
成長期の毛であれば，抵抗なく毛を抜去できる．

C．脱毛後の針の始末・保管

①脱毛後の針は，原則として個人専用所有という
ことに決める．絶縁針では，特に絶縁部は電気
の発熱による殺菌を期待できないので，相互感
染を 100％防ぐ目的で，針は個人別に分ける．
また許すなら毎回新しい針を使用するとよい．
筆者が扱った患者でも，エステの針脱毛で効果
が得られないために来院した方で，B・C 型肝
炎陽性の患者が何人もいた．
②脱毛終了後は酒精綿にて付着物を拭き取る．
③針の消毒については，酒精綿(アルコール)によ
る消毒が簡便であるが，より綿密に消毒を行お
うとするなら，ホルマリンガスなどや各種消毒
液による殺菌を勧める．高温のオートクレーブ
は，針の絶縁の寿命を縮める．
④使用した脱毛針を保管する場合は，針先を曲げ
ないように注意して，各個人用のプラスチック
ケースに保管する．

D．絶縁針の磨き方

①実体顕微鏡下か拡大鏡下で行う．カッターナイ
フの先端を使用して磨き，感染の予防のため終
了時点で先を折って破棄する．
②全周を磨くが，絶縁針を上手に手の方向を変え
て，先だけを回転させるように全周を回転させ
ながら行う．初めの針磨きは保存中の酸化被膜
を取り通電性を確保する．
③絶縁部を傷つけないように，初めのうちは少し
絶縁部から距離をおいて行う．慣れてきたらギ
リギリまで行うようにする．
④絶縁部を剥がすと，針の交換になってしまう．
⑤針が汚れると通電効果が落ちるので，長時間の

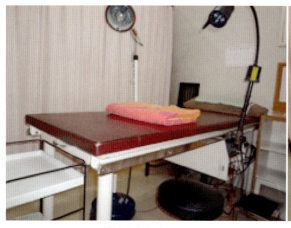
a．脱毛を行う際のベッド

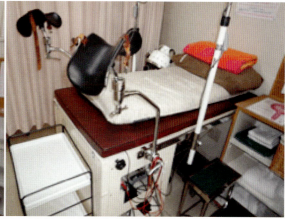
b．砕石位で陰部を脱毛する際のベッド

図 8.

脱毛や皮脂腺の発達した患者などの脱毛ではベッドサイドでも小まめに磨くことが大事である．脱毛中でも，あまり汚れて通電効果が弱い場合は，実体顕微鏡の前で磨くことも必要である．
⑥拡大鏡下で脱毛することを習慣にすることで，早く汚れに気付くようになるので，初めから拡大鏡を使用するようにする．

図 8-a が通常脱毛ベッド，図 8-b が砕石位で陰部の脱毛をする時に使用しているベッドである．膝がベッドの下に入ると施術が楽で，顔の脱毛をする時は電動ベッドも便利である．

E．脱毛時の痛みをいかに和らげるか

1）氷冷却法

絶縁針脱毛法術は，他の脱毛術に比べて痛みが少ないのが特徴であるが，それでも痛みを訴える患者は多い．麻酔を使わずに氷で冷却しながら脱毛する方法は，痛みを和らげ，なおかつ脱毛による炎症を抑える方法として有効である．市販されているアイスノン®やクライオパック®では，痛みを和らげるだけの十分な皮膚冷却温度が得られないので，必ずアイスパックを作成する必要がある．

2）アイスパックの作成方法

①必要物品はポリシーラー，ビニール袋，水，ハサミ
②ここでは作製方法の手順は省略する．

感染の可能性のある患者や，感染症のある患者に使用した物は廃棄する．感染症の可能性がない患者への使用で，また使える場合は洗浄・消毒を行い，その後消毒液も洗浄し凍結する．保冷剤は凍瘡トラブルを生じる可能性が高いので，絶対に使用しない．

3）脱毛時における氷使用法

①冷凍庫から取り出した直接のアイスパックは，霜がついていると直接皮膚に当てるには低温すぎるので，表面の霜をよく拭き取った上で，1分間位室温で放置する．これを怠ると患者の皮膚に凍瘡を生じることがある．
②術者も手指を守るためにガーゼをアイスパックの上にのせるなどの工夫をした方がよい．
③脱毛部にマス目を引く．酒精綿またはヒビテン液で，皮膚やアイスパック表面を消毒した後，滅菌ガーゼにて水分を拭き取り，スキンマーカーなどでマス目を引く．1つのマス目の中に毛が約10〜15本程度入るようにする．毛の多少によってはマス目の大きさも変化するが，約1.5〜2 cm 正方形だと脱毛しやすい．
④左手に脱毛鑷子とアイスパックを持ち，右手にはニードルホルダーを持って，他のものは同時に持たないようにする．
⑤脱毛しようとするマス目上にアイスパックを強く約20秒間押し当て，押し当てた直後に1本の毛穴に針を挿入し，通電して抜毛する．すぐに，今度は5秒間押し当てた後に1本脱毛する．このようにアイスパックを5秒間押し当てては，その直後に1本脱毛することを5分繰り返す．

この頃になると皮膚温がかなり下がってくるので，その後は5秒間押し当てた直後に2～3本脱毛する．これをさらに5分間続け，その後，患者の反応を見ながら徐々に脱毛本数を増やしていく．同じアイスパックで，次に脱毛する予定のマス目も同時に冷やしながら施術するとスムーズにいく．同じ場所をコンスタントに施術すると10～15分くらいで患者も慣れて，痛みが軽減する．このような脱毛前後の冷却は，脱毛時の痛みと脱毛後の炎症を抑えることの両方の目的に有効である．

⑥アイスパックの表面温度は，中の氷が全部溶けてしまうまで0℃に保たれるので，氷が溶けるまでかなりの時間使用できる．

⑦脱毛部位が濡れると，水が毛包内に入り通電効果を弱まるので，適宜，針刺入前に脱毛部位の水滴を拭き取ることが大切である．

⑧使用後のアイスパックは，0.05％ヒビテン®液や2％ステリハイド®などに30分浸した後，水洗いをして拭いてから，形を整えた上で再度冷凍庫に入れる．

症状別トラブルの予防と対策

起こり得る代表的なトラブルについて説明をする．

1．点状熱傷(水疱形成など)

これを防ぐには，まず，① 絶縁部の徹底した点検，② 反応の強いC(K)型針を必要以上の出力設定で使用しない．この意味でも極力，氷冷却法によるU型針，S型針，L型針の脱毛を勧めたい．ただし，これに関しては慣れてきたら，1ランク上の太さで通電時間を短くした方が痛みの軽減になり，絶縁部も長持ちする．

2．色素沈着

脱毛部に一致して点状の色素沈着が半年～1年と続く場合があるが，これは皮膚表面の熱傷が原因である．色素沈着は，通常1年以上経過すると消退することが多い．なお，埋没毛による色素沈着も見られる．

3．点状瘢痕(点状色素脱)

点状瘢痕，色素脱の原因としては，色素沈着と基本的には同じであるが，皮膚表面の損傷がより大きい場合に生じる．髭のような毛量が多い場合や，皮膚反応が強い患者に対しては，間引き脱毛を行うことが目立つ瘢痕形成を防ぐ上で重要である．

4．凍瘡

氷冷却法にて脱毛する場合，非常に低温の氷を使用すると，凍瘡を起こすことがあるので，アイスパックを作る場合は冷凍庫を「弱」目盛りにしておく．アイスパックの表面の霜をきれいに取り除き，1分間放置した後に使用するという配慮も必要である．凍瘡が生じた場合は，通常の凍瘡処置を行う．

5．アレルギーおよびケロイド

針の金属や使用軟膏が原因の即時型のアレルギー，焼灼した組織が抗原性を示しての遅延型アレルギーの場合などは，2週間位してから毛穴に一致して発赤腫脹を生じる．治療はアレルギーの治療に準じて治療をする．その先どうしても脱毛をしたい場合は，落ち着いた後に抗アレルギー剤を内服しながら脱毛をする．ケロイドの時は1か月後くらいから症状が出る．その時はケロイドの治療をし，脱毛は中止にするか，リザベン®内服下で行い短い時間で間引きしながら，最小限の出力で時間をかけて行う．

以上，絶縁針脱毛術の概略について説明した．

参考文献

1) Kobayashi, T. : Electrosurgery using insulated needles : Epilation. J Dermatol Surg. 11 : 993-1000, 1985.
2) Montagna, W. : 毛包毛の成長，毛の医学．荒尾龍喜ほか編．15-39，文光堂，1987.
3) Kobayashi, T. : Electroepilation uing insulated needles. Aesthet Plast Surg. 11 : 223-227, 1987.
4) Kobayashi, T. : Electrosurgery using insulated needles : Treatment of axillary bromhidrosis and

hyperhidrosis. J Dermatol Surg. **14**：749-752, 1988.

5）小林敏男：絶縁針脱毛術，改訂初版．小林永久脱毛所編．1992.

6）石川修一：腋窩の成長期毛割合の検討．日美外報．**18**：121-124, 1996.

7）石川修一：減毛率の評価基準の検討．医学脱毛．

初版．小林敏男ほか編．金芳堂，112-114, 2000.

8）小林敏男：皮脂腺の電気治療．皮膚科医がはじめる Cosmetic Dermatology, 初版．宮地良樹ほか編．148-151, 南江堂，2003.

9）野田宏子：脱毛法について―絶縁針脱毛電気脱毛とレーザー脱毛．毛髪疾患の最新治療．平山　峻編．156-167, 金原出版，2004.

ピン・ボード

第2回アジア太平洋瘢痕医学会
（The 2nd Congress of The Asian Pacific Society for Scar Medicine：The 2nd APSSM）
〈共同開催〉
第14回瘢痕・ケロイド治療研究会
（The 14th Meeting of The Japan Scar Workshop：The 14th JSW）

会　期：2019年11月2日（土）・3日（日）
会　場：秋葉原UDX
　　　　〒101-0021　東京都千代田区外神田4-14-1
　　　　TEL：03-3254-8421
大会会長：
　　　　小川　令（日本医科大学 形成外科学教室）
第2回アジア太平洋瘢痕医学会会長：
　　　　Yixin Zhang（上海第九人民病院 形成外科）
　　　　小川　令（日本医科大学 形成外科学教室）
演題募集：2019年4月1日（月）12：00〜6月20日（木）12：00
- 全ての演題はインターネットによるオンライン登録にて受付いたします.
- 詳細は学会HPにてご確認ください.
- 使用言語
　　The 2nd APSSM：抄録・発表・質疑応答とも英語
　　The 14th JSW：抄録・発表・質疑応答とも日本語
※なお，第14回瘢痕・ケロイド治療研究会の筆頭演者は，研究会会員に限りますので，非会員の方は予め入会手続きをしてください.
事前参加受付期間：
　Early Bird：2018年12月20日（木）12時〜2019年6月20日（木）11時59分
　Regular：2019年6月20日（木）12時〜2019年9月30日（月）11時59分
　詳細は学会HPにてご確認ください.
URL：http://gakkai.co.jp/scar2019/ja/index.html
事務局：日本医科大学 形成外科学教室
　　　　担当：土肥輝之，赤石諭史
　　　　〒113-8603　東京都文京区千駄木1-1-5
　　　　TEL：03-5814-6208　FAX：03-5685-3076
運営事務局：株式会社学会サービス
　　　　〒150-0032　東京都渋谷区鶯谷町7-3-101
　　　　TEL：03-3496-6950　FAX：03-3496-2150
　　　　E-mail：scar2019@gakkai.co.jp

FAX による注文・住所変更届け

改定：2015 年 1 月

毎度ご購読いただきましてありがとうございます．

読者の皆様方に小社の本をより確実にお届けさせていただくために，FAX でのご注文・住所変更届けを受けつけております．この機会に是非ご利用ください．

◇ご利用方法

FAX 専用注文書・住所変更届けは，そのまま切り離して FAX 用紙としてご利用ください．また，注文の場合手続き終了後，ご購入商品と郵便振替用紙を同封してお送りいたします．**代金が 5,000 円をこえる場合，代金引換便とさせて頂きます**．その他，申し込み・変更届けの方法は電話，郵便はがきも同様です．

◇代金引換について

本の代金が 5,000 円をこえる場合，代金引換とさせて頂きます．配達員が商品をお届けした際に，現金またはクレジットカード・デビットカードにて代金を配達員にお支払い下さい(本の代金＋消費税＋送料)．(※年間定期購読と同時に 5,000 円をこえるご注文を頂いた場合は代金引換とはなりません．郵便振替用紙を同封して発送いたします．代金後払いという形になります．送料は定期購読を含むご注文の場合は頂きません)

◇年間定期購読のお申し込みについて

年間定期購読は，1 年分を前金で頂いておりますため，代金引換とはなりません．郵便振替用紙を本と同封または別送いたします．送料無料，また何月号からでもお申込み頂けます．

毎年末，次年度定期購読のご案内をお送りいたしますので，定期購読更新のお手間が非常に少なく済みます．

◇住所変更届けについて

年間購読をお申し込みされております方は，その期間中お届け先が変更します際，必ずご連絡下さいますようよろしくお願い致します．

◇取消，変更について

取消，変更につきましては，お早めに FAX，お電話でお知らせ下さい．

返品は，原則として受けつけておりませんが，返品の場合の郵送料はお客様負担とさせていただきます．その際は必ず小社へご連絡ください．

◇ご送本について

ご送本につきましては，ご注文がありましてから約 1 週間前後とみていただきたいと思います．お急ぎの方は，ご注文の際にその旨をご記入ください．至急送らせていただきます．2〜3 日でお手元に届くように手配いたします．

◇個人情報の利用目的

お客様から収集させていただいた個人情報，ご注文情報は本サービスを提供する目的(本の発送，ご注文内容の確認，問い合わせに対しての回答等)以外には利用することはございません．

その他，ご不明な点は小社までご連絡ください．

株式会社 全日本病院出版会　〒113-0033 東京都文京区本郷 3-16-4-7 F
電話 03(5689)5989　FAX03(5689)8030　郵便振替口座 00160-9-58753

FAX 専用注文書

形成・皮膚 1907　　年　月　日

○印	PEPARS	定価(消費税8%)	冊数
	2019 年＿月～12 月定期購読(送料弊社負担)		
	PEPARS No. 147 美容医療の安全管理とトラブルシューティング 増大号 新刊	5,616 円	
	PEPARS No. 135 ベーシック＆アドバンス 皮弁テクニック 増大号	5,616 円	
	バックナンバー(号数と冊数をご記入ください) No.		

○印	Monthly Book Derma.	定価(消費税8%)	冊数
	2019 年＿月～12 月定期購読(送料弊社負担)		
	MB Derma. No. 281 これで鑑別は OK！ダーモスコピー診断アトラス 増刊号 新刊	6,048 円	
	MB Derma. No. 275 外来でてこずる皮膚疾患の治療の極意 増大号	5,184 円	
	MB Derma. No. 268 これが皮膚科診療スペシャリストの目線！診断・検査マニュアル 増刊号	6,048 円	
	バックナンバー(号数と冊数をご記入ください) No.		

○印	瘢痕・ケロイド治療ジャーナル		
	バックナンバー(号数と冊数をご記入ください) No.		

○印	書籍	定価(消費税8%)	冊数
	グラフィック リンパ浮腫診断―医療・看護の現場で役立つケーススタディ― 新刊	7,344 円	
	整形外科雑誌 Monthly Book Orthopaedics 創刊 30 周年記念書籍 アトラス骨折治療の基本手技マニュアル 新刊	16,200 円	
	足育学　外来でみるフットケア・フットヘルスウェア 新刊	7,560 円	
	眼科雑誌 Monthly Book OCULISTA 創刊 5 周年記念書籍 すぐに役立つ眼科日常診療のポイント―私はこうしている―	10,260 円	
	ケロイド・肥厚性瘢痕 診断・治療指針 2018	4,104 円	
	実践アトラス 美容外科注入治療　改訂第 2 版	9,720 円	
	ここからスタート！眼形成手術の基本手技	8,100 円	
	Non-Surgical 美容医療超実践講座	15,120 円	
	カラーアトラス 爪の診療実践ガイド	7,776 円	
	皮膚科雑誌 Monthly Book Derma. 創刊 20 年記念書籍 そこが知りたい 達人が伝授する日常皮膚診療の極意と裏ワザ	12,960 円	
	創傷治癒コンセンサスドキュメント―手術手技から周術期管理まで―	4,320 円	

○	書　名	定価	冊数	○	書　名	定価	冊数
	イラストからすぐに選ぶ 漢方エキス製剤処方ガイド	5,940 円			化粧医学―リハビリメイクの心理と実践―	4,860 円	
	複合性局所疼痛症候群(CRPS)をもっと知ろう	4,860 円			カラーアトラス 乳房外 Paget 病―その素顔―	9,720 円	
	スキルアップ！ニキビ治療実践マニュアル	5,616 円			超アトラス眼瞼手術	10,584 円	
	見落とさない！見間違えない！この皮膚病変	6,480 円			イチからはじめる 美容医療機器の理論と実践	6,480 円	
	図説 実践手の外科治療	8,640 円			アトラスきずのきれいな治し方 改訂第二版	5,400 円	
	使える皮弁術　上巻	12,960 円			使える皮弁術　下巻	12,960 円	
	匠に学ぶ皮膚科外用療法	7,020 円			腋臭症・多汗症治療実践マニュアル	5,832 円	

お名前　フリガナ　　　　　　　　　　　　　　　　㊞　　診療科

ご送付先　〒　　－　　　　□自宅　　□お勤め先

電話番号　　　　　　　　　　　　　　　□自宅　□お勤め先

バックナンバー・書籍合計
5,000 円 以上のご注文
は代金引換発送になります

―お問い合わせ先―
㈱全日本病院出版会営業部
電話 03(5689)5989　　FAX 03(5689)8030

全日本病院出版会行

FAX 03-5689-8030

年　月　日

住 所 変 更 届 け

お 名 前	フリガナ	
お客様番号		毎回お送りしています封筒のお名前の右上に印字されております8ケタの番号をご記入下さい。
新お届け先	〒　　　　都道 　　　　　府県	
新電話番号	（　　　　　）	
変更日付	年　　月　　日より	月号より
旧お届け先	〒	

※ 年間購読を注文されております雑誌・書籍名に✓を付けて下さい。

- ☐ Monthly Book Orthopaedics （月刊誌）
- ☐ Monthly Book Derma. （月刊誌）
- ☐ 整形外科最小侵襲手術ジャーナル （季刊誌）
- ☐ Monthly Book Medical Rehabilitation （月刊誌）
- ☐ Monthly Book ENTONI （月刊誌）
- ☐ PEPARS （月刊誌）
- ☐ Monthly Book OCULISTA （月刊誌）

FAX 03-5689-8030

全日本病院出版会行

PEPARS

2007 年
No. 14 縫合の基本手技 **増大号**
編集/山本有平

2011 年
No. 51 眼瞼の退行性疾患に対する眼形成外科手術 **増大号**
編集/村上正洋・矢部比呂夫

2012 年
No. 62 外来で役立つ にきび治療マニュアル
編集/山下理絵

2013 年
No. 75 ここが知りたい！顔面の Rejuvenation
―患者さんからの希望を中心に― **増大号**
編集/新橋 武
No. 82 創傷治療マニュアル
編集/松崎恭一

2014 年
No. 86 爪―おさえておきたい治療のコツ―
編集/黒川正人
No. 87 眼瞼の美容外科 手術手技アトラス **増大号**
編集/野平久仁彦
No. 89 口唇裂初回手術
―最近の術式とその中期的結果―
編集/杠 俊介
No. 91 イチから始める手外科基本手技
編集/高見昌司
No. 92 顔面神経麻痺の治療 update
編集/田中一郎
No. 95 有茎穿通枝皮弁による四肢の再建
編集/光嶋 勲
No. 96 口蓋裂の初回手術マニュアル
―コツと工夫―
編集/土佐泰祥

2015 年
No. 97 陰圧閉鎖療法の理論と実際
編集/清川兼輔
No. 98 臨床に役立つ 毛髪治療 update
編集/武田 啓
No. 99 美容外科・抗加齢医療
―基本から最先端まで― **増大号**
編集/百束比古
No. 100 皮膚外科のための
皮膚軟部腫瘍診断の基礎 **臨時増大号**
編集/林 礼人

No. 101 大腿部から採取できる皮弁による再建
編集/大西 清
No. 103 手足の先天異常はこう治療する
編集/福本恵三
No. 104 これを読めばすべてがわかる！骨移植
編集/上田晃一
No. 105 鼻の美容外科
編集/菅原康志
No. 106 thin flap の整容的再建
編集/村上隆一
No. 107 切断指再接着術マニュアル
編集/長谷川健二郎
No. 108 外科系における PC 活用術
編集/秋元正宇

2016 年
No. 109 他科に学ぶ形成外科に必要な知識
―頭部・顔面編―
編集/吉本信也
No. 110 シミ・肝斑治療マニュアル
編集/山下理絵
No. 111 形成外科領域におけるレーザー・光・
高周波治療 **増大号**
編集/河野太郎
No. 112 顔面骨骨折の治療戦略
編集/久徳茂雄
No. 113 イチから学ぶ！頭頸部再建の基本
編集/橋川和信
No. 114 手・上肢の組織損傷・欠損 治療マニュアル
編集/松村 一
No. 115 ティッシュ・エキスパンダー法 私の工夫
編集/梶川明義
No. 116 ボツリヌストキシンによる美容治療 実
践講座
編集/新橋 武
No. 117 ケロイド・肥厚性瘢痕の治療
―我が施設(私)のこだわり―
編集/林 利彦
No. 118 再建外科で初心者がマスターすべき
10 皮弁
編集/関堂 充
No. 119 慢性皮膚潰瘍の治療
編集/館 正弘
No. 120 イチから見直す植皮術
編集/安田 浩

2017 年
No. 121 他科に学ぶ形成外科に必要な知識
―四肢・軟部組織編―
編集/佐野和史

■ バックナンバー一覧

No. 122 診断に差がつく皮膚腫瘍アトラス
編集／清澤智晴

No. 123 実践！よくわかる縫合の基本講座 [増大号]
編集／菅又 章

No. 124 フェイスリフト 手術手技アトラス
編集／倉片 優

No. 125 ブレスト・サージャリー 実践マニュアル
編集／岩平佳子

No. 126 Advanced Wound Care の最前線
編集／市岡 滋

No. 127 How to 局所麻酔＆伝達麻酔
編集／岡崎 睦

No. 128 Step up!マイクロサージャリー
―血管・リンパ管吻合，神経縫合応用編―
編集／稲川喜一

No. 129 感染症をもっと知ろう！
―外科系医師のために―
編集／小川 令

No. 130 実践リンパ浮腫の治療戦略
編集／古川洋志

No. 131 成長に寄り添う私の唇裂手術
編集／大久保文雄

No. 132 形成外科医のための皮膚病理講座にようこそ
編集／深水秀一

2018 年

No. 133 頭蓋顎顔面外科の感染症対策
編集／宮脇剛司

No. 134 四肢外傷対応マニュアル
編集／竹内正樹

No. 135 ベーシック＆アドバンス
皮弁テクニック [増大号]
編集／田中克己

No. 136 機能に配慮した頭頸部再建
編集／櫻庭 実

No. 137 外陰部の形成外科
編集／橋本一郎

No. 138 "安心・安全"な脂肪吸引・脂肪注入マニュアル
編集／吉村浩太郎

No. 139 義眼床再建マニュアル
編集／元村尚嗣

No. 140 下肢潰瘍・下肢静脈瘤へのアプローチ
編集／大浦紀彦

No. 141 戦略としての四肢切断術
編集／上田和毅

No. 142 STEP UP! Local flap
編集／中岡啓喜

No. 143 顔面神経麻痺治療のコツ
編集／松田 健

No. 144 外用薬マニュアル
―形成外科ではこう使え！―
編集／安田 浩

2019 年

No. 145 患児・家族に寄り添う血管腫・脈管奇形の医療
編集／杠 俊介

No. 146 爪・たこ・うおのめの診療
編集／菊池 守

No. 147 美容医療の安全管理と
トラブルシューティング [増大号]
編集／大慈弥裕之

No. 148 スレッドリフト 私はこうしている
編集／征矢野進一

No. 149 手・指・爪の腫瘍の診断と治療戦略
編集／島田賢一

No. 150 穿通枝皮弁をあやつる！
―SCIP flap を極める編―
編集／成島三長

各号定価 3,000 円＋税．ただし，増大号：No. 14, 51,
75, 87, 99, 100, 111 は定価 5,000 円＋税．No. 123, 135,
147 は 5,200 円＋税．
在庫僅少品もございます．品切の際はご容赦ください．
(2019 年 6 月現在)
本頁に掲載されていないバックナンバーにつきましては，弊社ホームページ(http://www.zenniti.com)をご覧下さい．

| 全日本病院出版会 | 検 索 |

click

全日本病院出版会 公式 twitter !!

弊社の書籍・雑誌の新刊情報，または好評書のご案内を中心に，タイムリーな情報を発信いたします．
全日本病院出版会公式アカウント(@zenniti_info)を是非ご覧下さい !!

2019 年 年間購読 受付中！
年間購読料 41,436 円(税込)(送料弊社負担)
(1月号～9月号は消費税 8%，10月号～12月号は消費税 10%)
(通常号 11 冊，増大号 1 冊：合計 12 冊)

次号予告

皮膚悪性腫瘍はこう手術する
─Oncoplastic Surgery の実際─

No.152 （2019 年 8 月号）

編集／神戸大学特命講師　　　　　　野村　　正
　　　神戸大学教授　　　　　　　　寺師　浩人

基底細胞癌切除後の眼瞼欠損に対する
　　アプローチ………………………前田　　拓ほか
眼瞼の悪性黒色腫…………………元村　尚嗣
眼瞼の有棘細胞癌…………………吉龍　澄子
外鼻の有棘細胞癌…………………野村　　正ほか
外鼻の基底細胞癌…………………苅部　綾香ほか
耳介の有棘細胞癌…………………漆舘　聡志ほか
上口唇の基底細胞癌の切除と再建
　　…………………………………清水　史明
下口唇の有棘細胞癌………………林　　利彦ほか
外陰部パジェット病………………橋本　一郎
肛囲乳房外パジェット病…………松下　茂人
足趾の悪性黒色腫…………………古川　洋志

編集顧問：栗原邦弘　中島龍夫 　　　　　百束比古　光嶋　勲 編集主幹：上田晃一　大阪医科大学教授 　　　　　大慈弥裕之　福岡大学教授 　　　　　小川　令　日本医科大学教授	No. 151　編集企画： 武田　啓　北里大学教授

PEPARS　No. 151

2019 年 7 月 10 日発行（毎月 1 回 10 日発行）
定価は表紙に表示してあります.
Printed in Japan

発行者　　末　定　広　光
発行所　　株式会社　全日本病院出版会
　〒 113-0033 東京都文京区本郷 3 丁目 16 番 4 号
　　　電話 (03) 5689-5989　Fax (03) 5689-8030
　　　郵便振替口座 00160-9-58753

Ⓒ ZEN・NIHONBYOIN・SHUPPANKAI, 2019

印刷・製本　三報社印刷株式会社　　　　電話 (03) 3637-0005
広告取扱店　⑭日本医学広告社　　　　　電話 (03) 5226-2791

・本誌に掲載する著作物の複製権・翻訳権・上映権・譲渡権・公衆送信権（送信可能化権を含む）は株式会社
　全日本病院出版会が保有します.
・JCOPY ＜(社)出版者著作権管理機構　委託出版物＞
　本誌の無断複写は著作権法上での例外を除き禁じられています. 複写される場合は, そのつど事前に, (社)出
　版者著作権管理機構（電話 03-5244-5088, FAX 03-5244-5089, e-mail: info@jcopy.or.jp）の許諾を得てくだ
　さい.
・本誌をスキャン, デジタルデータ化することは複製に当たり, 著作権法上の例外を除き違法です. 代行業者等
　の第三者に依頼して同行為をすることも認められておりません.